JN267777

インフォームド アセント

# こどもと
# 造血細胞移植
ぞうけつさいぼういしょく

中通総合病院小児科　診療部長
渡辺　新　著

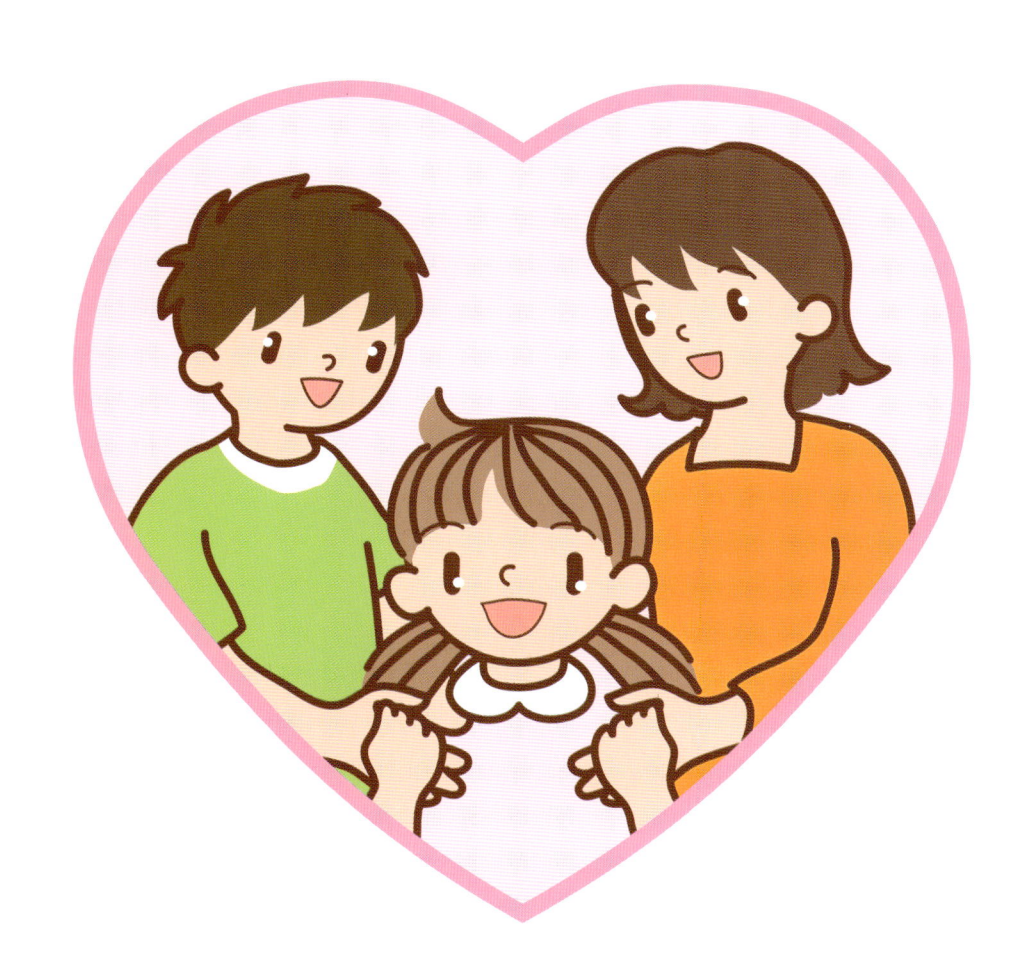

南山堂

# はじめに ―この絵本の使い方―

　私は3年前に「君の病気について知ろう　小児白血病」という絵本を作りました。この絵本などをご家族みんなが読むことで、みんなが白血病の治し方を理解し納得して協力していくことは、白血病治療においてたいへん大事です。この絵本の続編として、ご家族の方の造血細胞移植のドナーになろうとする方のための絵本「インフォームド アセント　こどもと造血細胞移植」を出版しました。インフォームド アセントとは、造血細胞移植全般に関してきちんと教わったうえで、納得できたらドナーになれるかどうかの検査や準備を進めていくことを意味しています。

　小児白血病は薬の治療（化学療法）だけで完治する方も多いのですが、薬が効きにくいタイプであったり、早期に再発してしまった場合などでは、造血細胞移植治療が必要になります。また白血病以外の病気でも造血細胞移植が必要となることがあります。その時にはまず、家族の中にドナーになれる方がいるかどうかを探すのですが、ここで非常に大切なことがあります。それは、家族全員が検査を受ける前に、造血細胞移植のドナーになってもいいかどうか、一人ひとりの意志を確かめておくことです。そのためには、造血細胞移植についてよく理解しなくてはいけません。

　この本には全部で38ページの絵本のページと、造血細胞移植を受ける方とドナーになる方のクリニカルパス（外来と入院の予定表）がついています。最初は造血細胞移植についてよく知っている人に読んでもらう方が、わかりやすいでしょう。この本を家族全員で読んでいただくと、造血細胞移植とは何か、ドナーになるってどういうことなのかが少しずつわかってきます。絵本を読んでから心配になってきたことや、読んでもよくわからなかったことがあったら、検査を受ける前に全部聞いておきましょう。一人ひとりが納得して血液（HLA）検査を受けることが大事なのです。

平成17年　春寒

渡辺　新

# もくじ

- きみの きょうだいの 病気と治療のこと きいてほしいんだ ……… 1

- 『骨髄：こつずい』って なんだろう？ ………… 2

- 『再発：さいはつ』って なんだろう？ ………… 3

- 白血病が 再発しちゃったら どうしよう？ ……… 4

- 『造血細胞移植：ぞうけつさいぼういしょく』って なぁに？ ……… 5

- きみの きょうだいの 入院生活 ………… 6

- きみの きょうだいが 無菌室のなかで 毎日やること ……… 7

- 血液の検査を 家族みんなで うけてほしいんだ ･････････ 8
- ちょっとだけ（10シーシー：1本） 採血するよ ･････････ 9
- 白血球の型（HLA）を しらべる ･････････ 10
- きみと きょうだいの 白血球の型が あった！ ･････････ 11
- 入院するまえにも 検査が ひつよう ･････････ 12
- きっと きみは こんなことを 心配してるんじゃないかい？
  - ●造血細胞って どうやってとるんだろう？ ･････････ 14
  - ●どのくらい入院するのだろう？ ･････････ 15
  - ●また、検査をするのかな？ ･････････ 15
  - ●手術室でねむっているときに何かおきないかな？ ･････････ 16
  - ●入院中、家族には会えるのかな？ ･････････ 17
  - ●入院中、ひとりで いろいろなことを できるかなぁ？ ･････････ 17

- これが『骨髄移植：こつずいしょく』のけいかくだ ……… ⑱
- 『自己血貯血：じこけっちょけつ』じぶんの赤血球をとっておくこと ……… ⑲
- 入院した日も 検査があるよ ……… ⑳
- 麻酔を かけてくれる先生から 話をきこう ……… ㉑
- さぁ、いよいよ『骨髄採取：こつずいさいしゅ』だ ……… ㉒
- 手術室に 到着した ……… ㉓
- 骨髄採取が はじまった ……… ㉔
- みんなが待ってる部屋に 戻ったよ ……… ㉕
- 骨髄採取の 次の日は？ ……… ㉖
- もう一晩 泊まったら 退院だ ……… ㉗

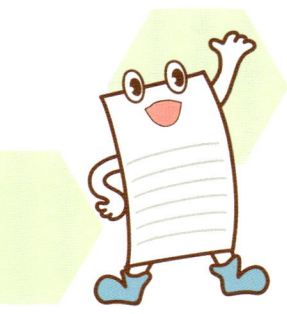

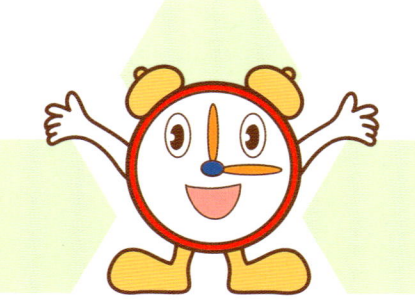

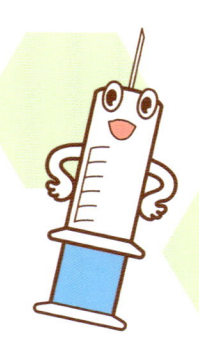

- これが うでから採取する『末梢血幹細胞移植』の けいかくだ ········ 28
- 朝と夜に G-CSFを 注射するよ ········ 30
- G-CSFを注射すると、どうなるの？ ········ 31
- 『フェレーシス』ってなぁに？ ········ 32
- フェレーシスのあいだに 何かおきないかな？ ········ 33
- フェレーシスの 次の日にやること ········ 34
- 検査で かわりがなければ 退院だ ········ 35
- きみの造血細胞が きょうだいの体に はいったよ！ ········ 36
- 造血細胞移植は あげるほうも、もらうほうも、たいへんだ ········ 37
- 造血細胞移植が 成功した！ ········ 38

付録：クリニカルパス サンプル ········ 39

イラスト：ヨシダ ミキコ

# きみの きょうだいの 病気と治療のこと きいてほしいんだ

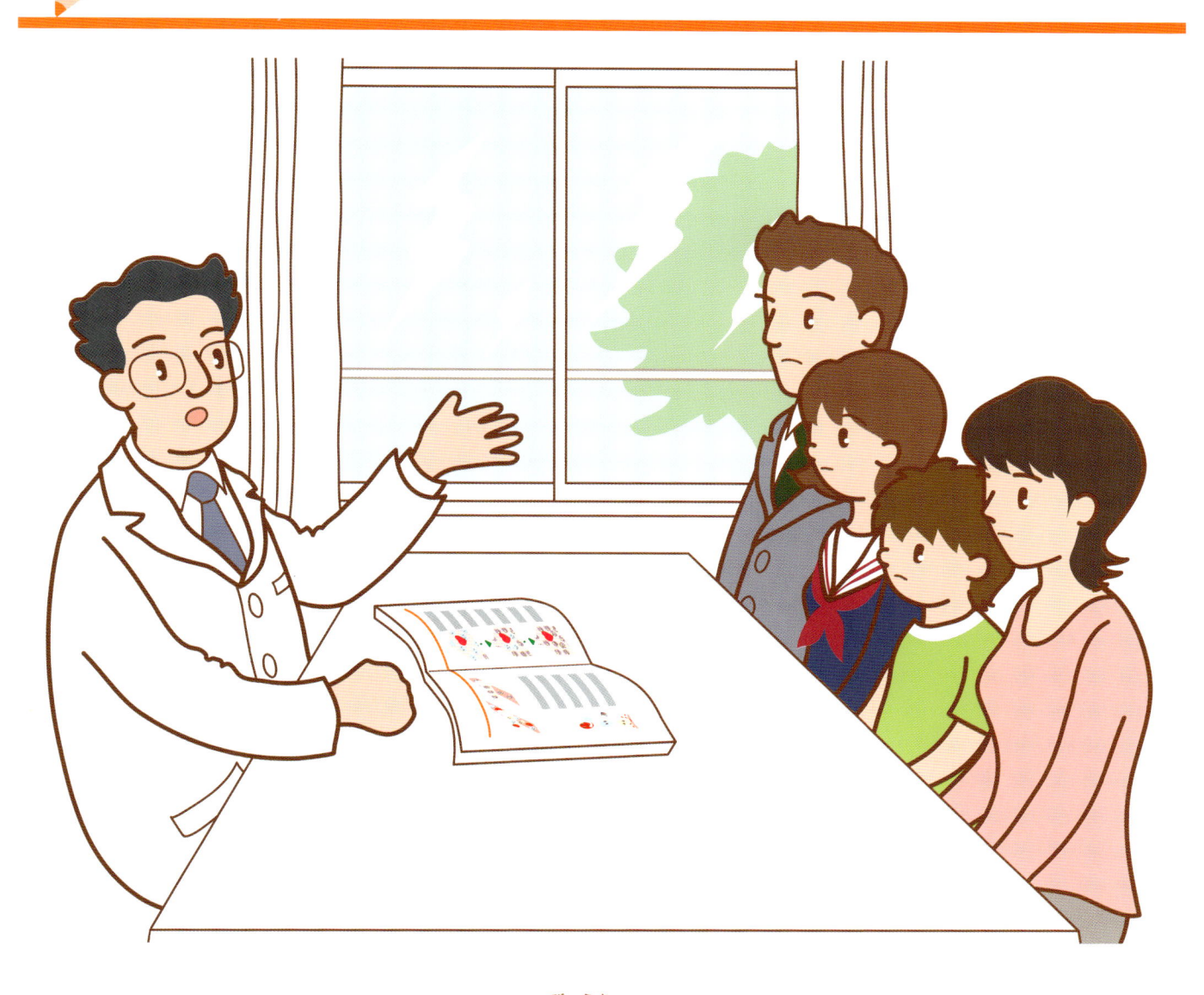

きみの きょうだいの病気は かぜとちがって
自分の ちからだけでは なおせない。

みんなの ちからが必要なんだ。

これから おはなしする

きみの きょうだいの病気と治療のこと

それから きみに かんがえて もらいたいことを

よく きいてほしいんだ。

# 『骨髄：こつずい』ってなんだろう？

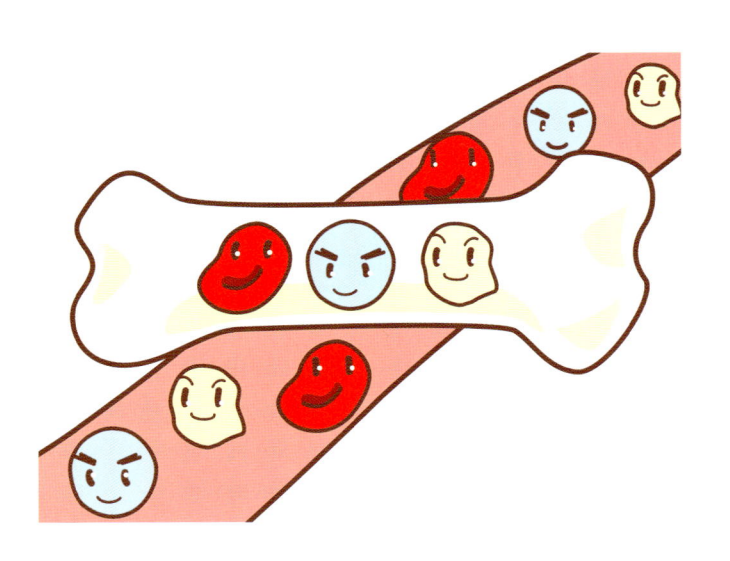

骨髄って いうのは 骨の中に ある スポンジ みたいなもので、新しい血液をつくる 工場なんだ。

血液には３種類の球が流れていて ぜんぶ骨髄で つくられているんだ！

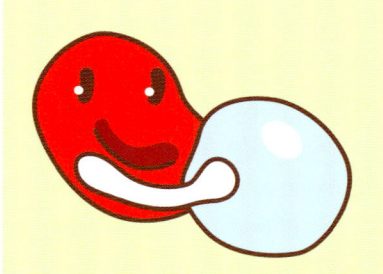

**赤血球：せっけっきゅう**
体じゅうに 酸素を はこぶ

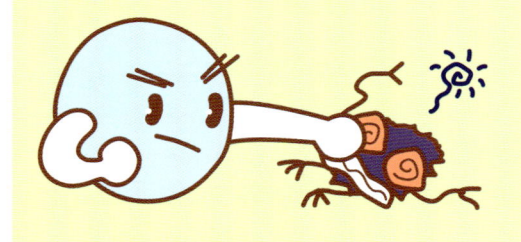

**白血球：はっけっきゅう**
熱を あげたりする バイキン をやっつける

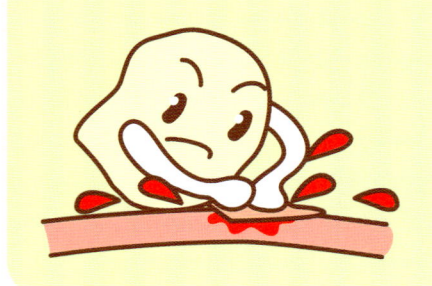

**血小板：けっしょうばん**
ケガを したときに 血を とめてくれる

# 『再発：さいはつ』ってなんだろう？

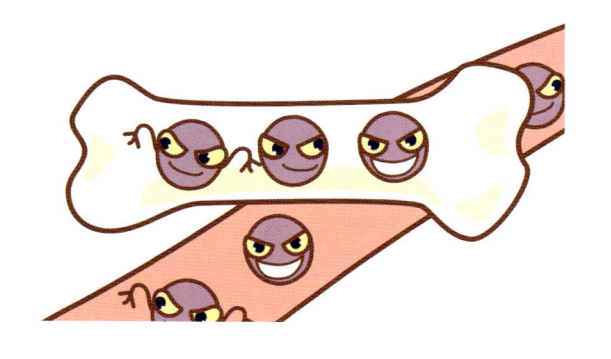

### 『白血病：はっけつびょう』という骨髄の病気が あるんだ

白血病になると、わるい白血球で骨髄は まんいんに なっちゃって 3種類の球が うまく つくれなくなってしまう。

### 白血病は くすりをつかって なおす病気だ

白血病になると たくさんの くすりを つかうんだ。

くすりを つかうと わるい白血球はどんどんへっていく。

わるい白血球が ほとんど体から いなくなることを先生は『完全寛解：かんぜんかんかい』っていうんだ。

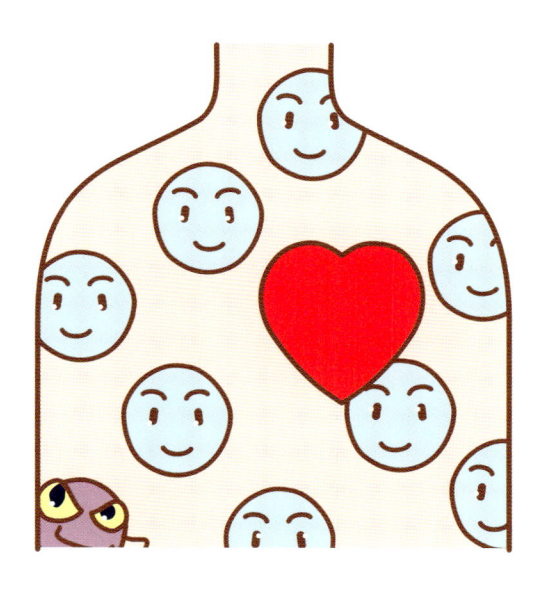

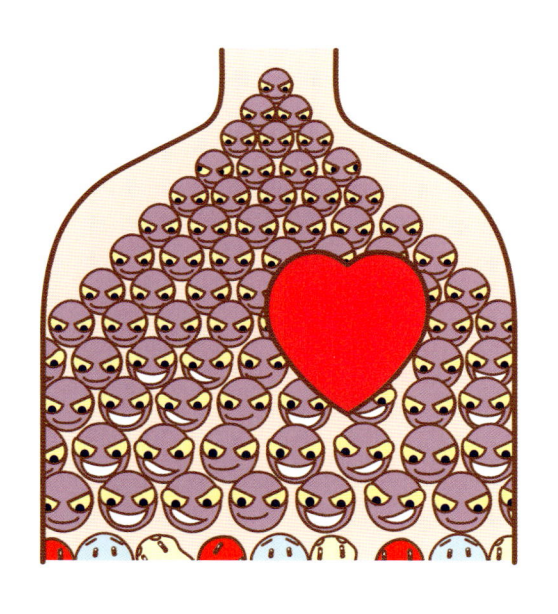

でも完全寛解に なったあと また わるい白血球が ふえてきちゃうことがある。これを『再発：さいはつ』っていうんだ。

# 白血病が 再発しちゃったら どうしよう？

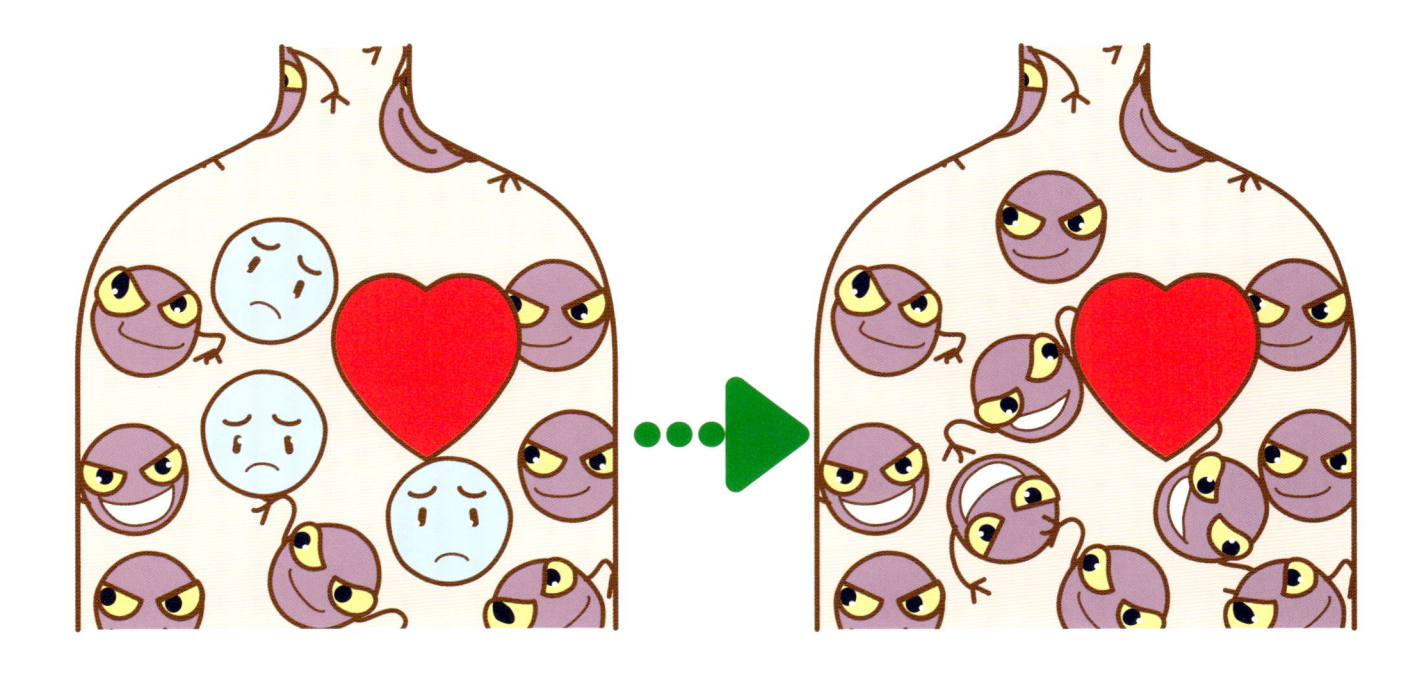

再発すると また骨髄は わるい白血球で いっぱいになってしまう。だから また新しい血液を つくれなくなっちゃうんだ。

再発したあと先生は『造血細胞移植：ぞうけつさいぼういしょく』という治療を きみの きょうだいに すすめるかもしれない。

骨髄が すくなくなっていって あまり働かなくなる『再生不良性貧血：さいせいふりょうせいひんけつ』という病気にも造血細胞移植は きくんだよ。

# 『造血細胞移植：ぞうけつさいぼういしょく』って なぁに？

### 造血細胞って どこにあるの？

造血細胞というのは 血液を流れる３つの球の もとなんだ。血液を つくる工場の おはなし おぼえているかな？ 骨髄というところだね。造血細胞はその骨髄のなかに あるんだ。

どうやって 造血細胞をとるかについては あとでゆっくり おはなしするね。

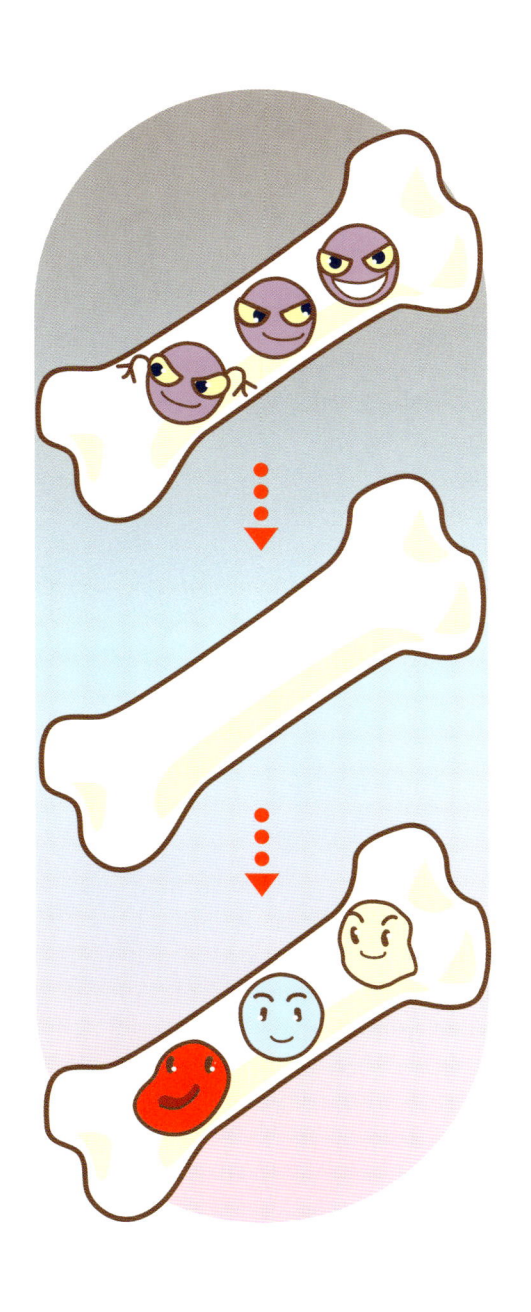

### 造血細胞は どうやって使うの？

わるい白血球がふえた 骨髄を たくさんのくすりや放射線を使って 骨髄を からっぽにする。

そのあとから 健康なひとの 造血細胞をいれてあげるんだ。これを『造血細胞移植：ぞうけつさいぼういしょく』っていうんだ。

これで骨髄は もとどおり元気に はたらきはじめる。

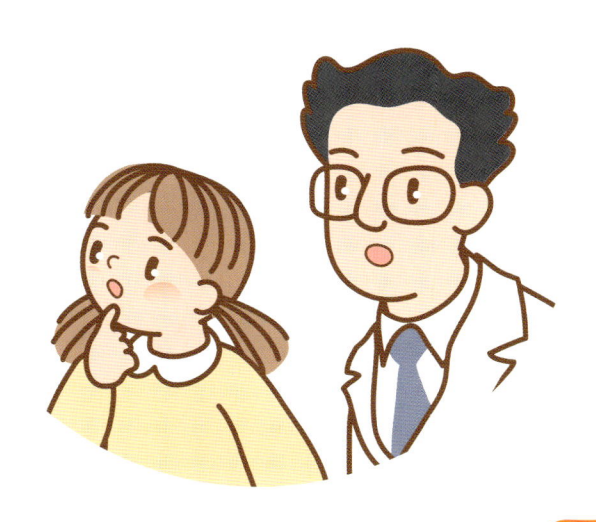

# きみの きょうだいの 入院生活(にゅういんせいかつ)

きみの きょうだいが造血細胞移植(ぞうけつさいぼういしょく)を やることに なったら、バイキンに まけないように きれいな 空気(くうき)の流(なが)れる『無菌室：むきんしつ』に はいるんだ。

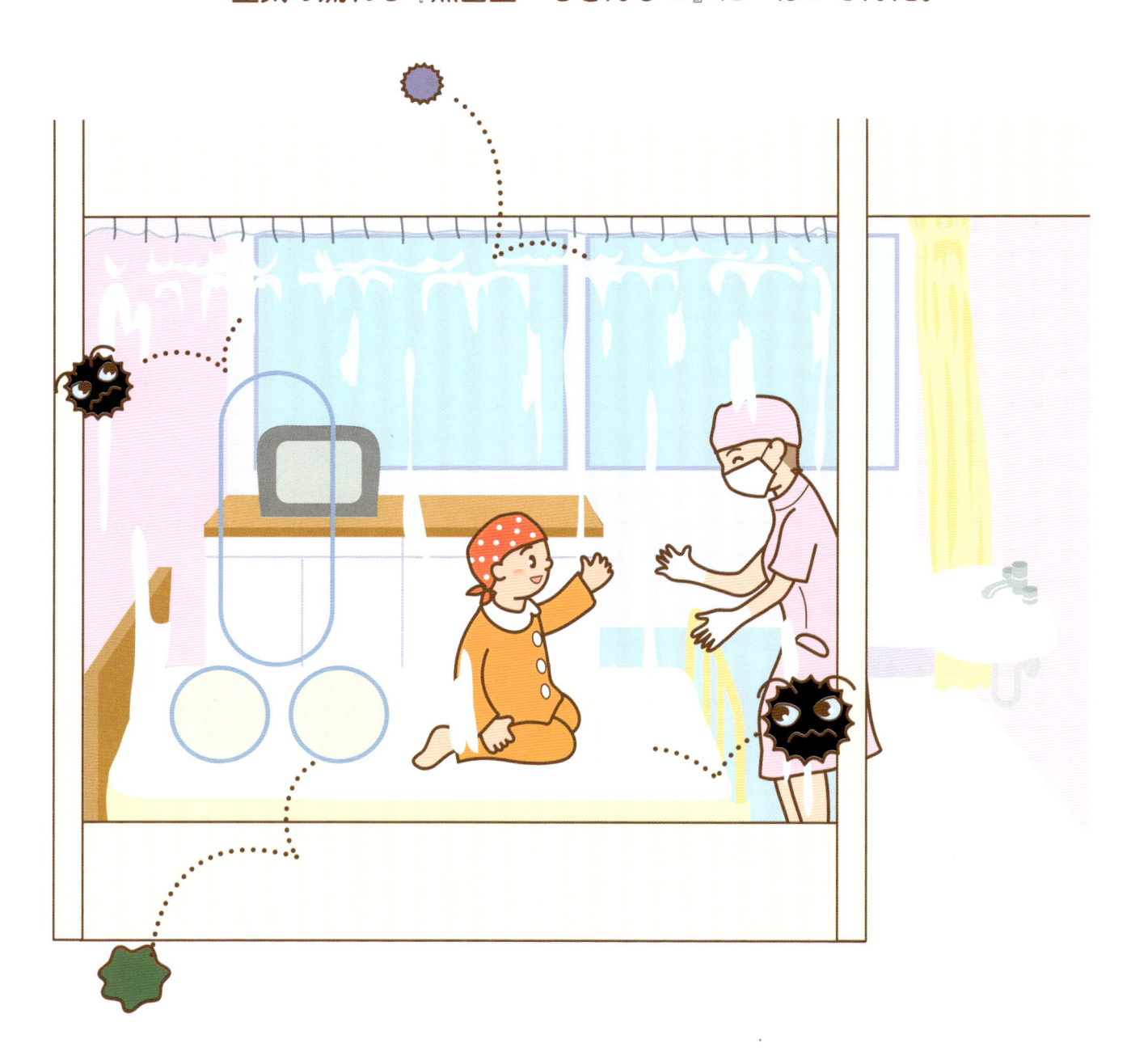

# きみの きょうだいが
# 無菌室のなかで 毎日やること

無菌室では やることが いっぱいある。

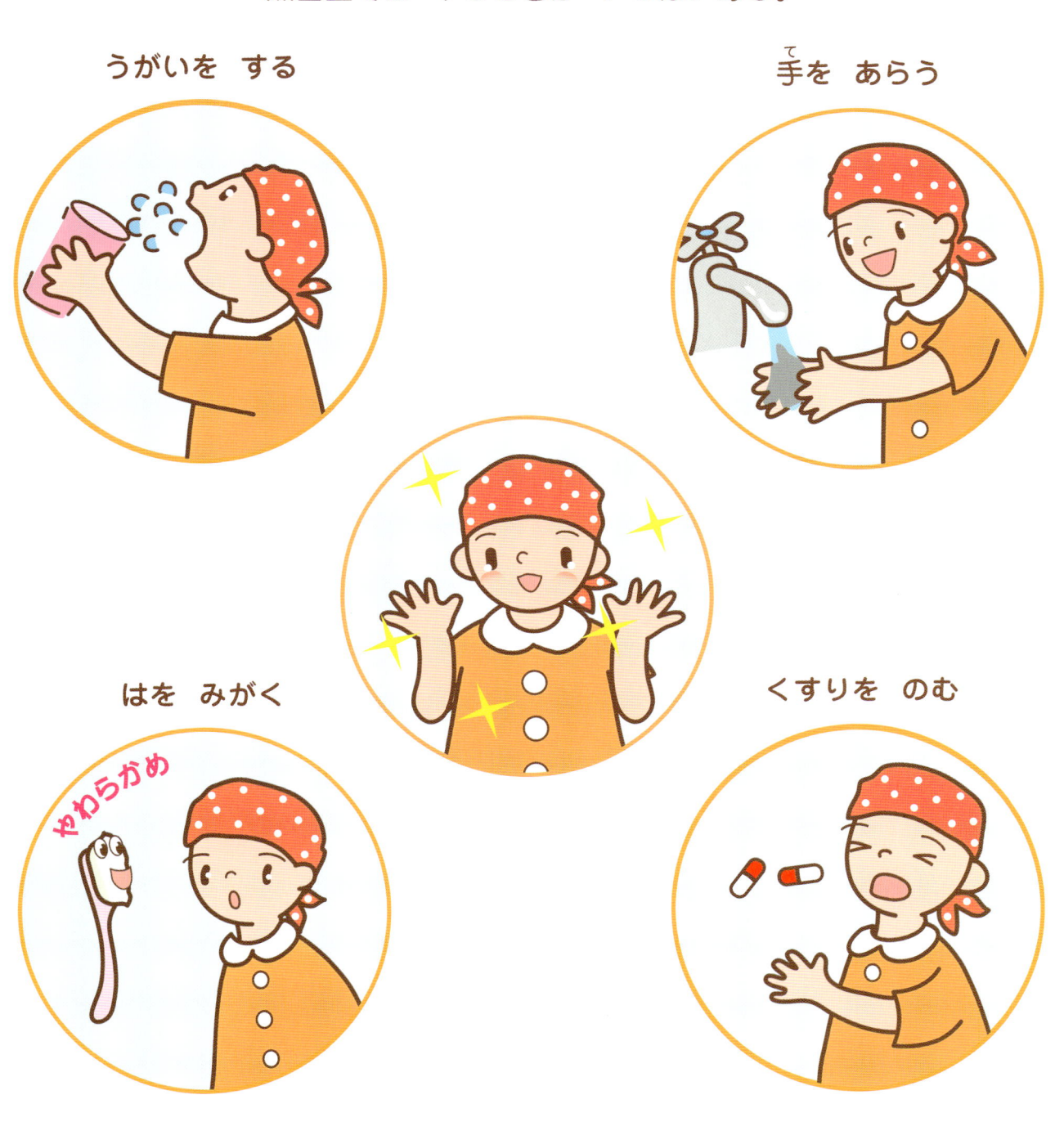

うがいを する

手を あらう

はを みがく

やわらかめ

くすりを のむ

どれも体を きれいにして、バイキンから 体を まもるために とても たいせつなんだ。

# 血液の検査を 家族みんなで うけてほしいんだ

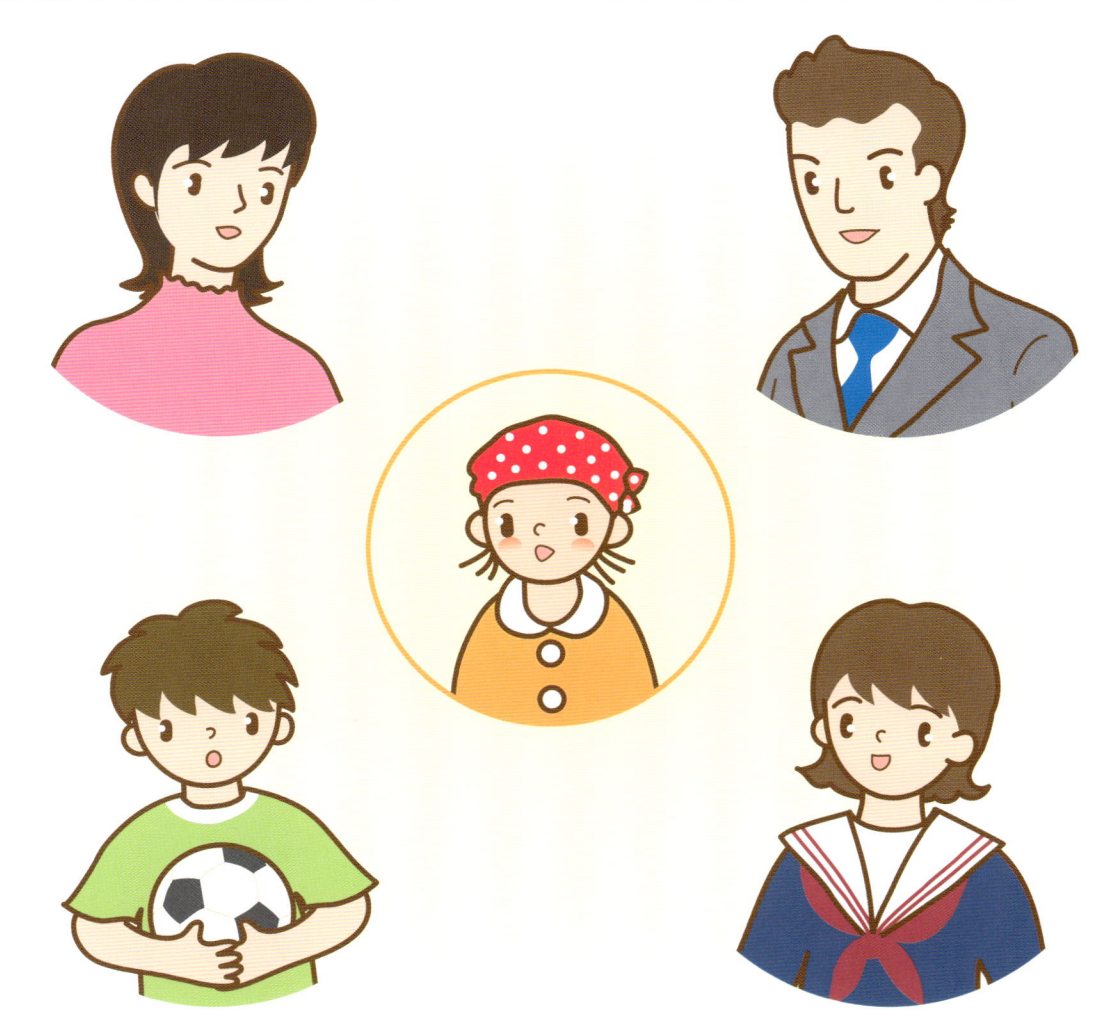

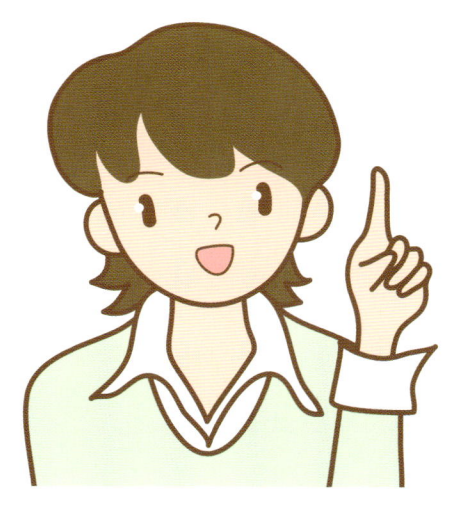

### 家族でも造血細胞を あげられる ひとと あげられない ひとがいる

話を ぜんぶ きいて 造血細胞を きみの きょうだいに あげてもいいなと なっとく できたら まず『血液検査：けつえきけんさ』 をうけよう。

# ちょっとだけ（10シーシー：1本）採血するよ

血液検査には 血液が ちょっとだけ 必要なんだ。

きみの うでから10シーシー 注射で1本分の 血液を とるよ。

チクッと すこしだけ 痛いかもしれない。

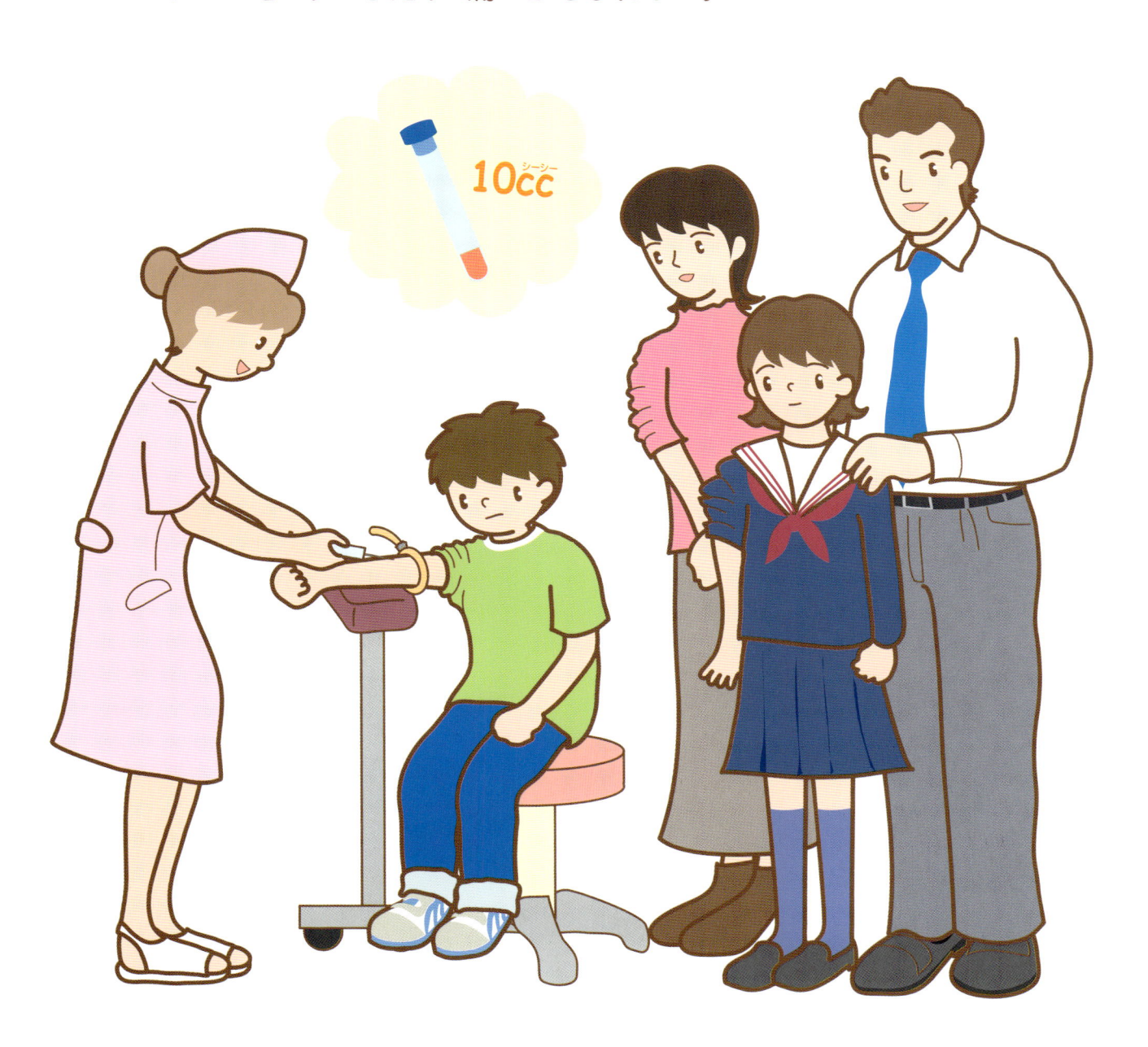

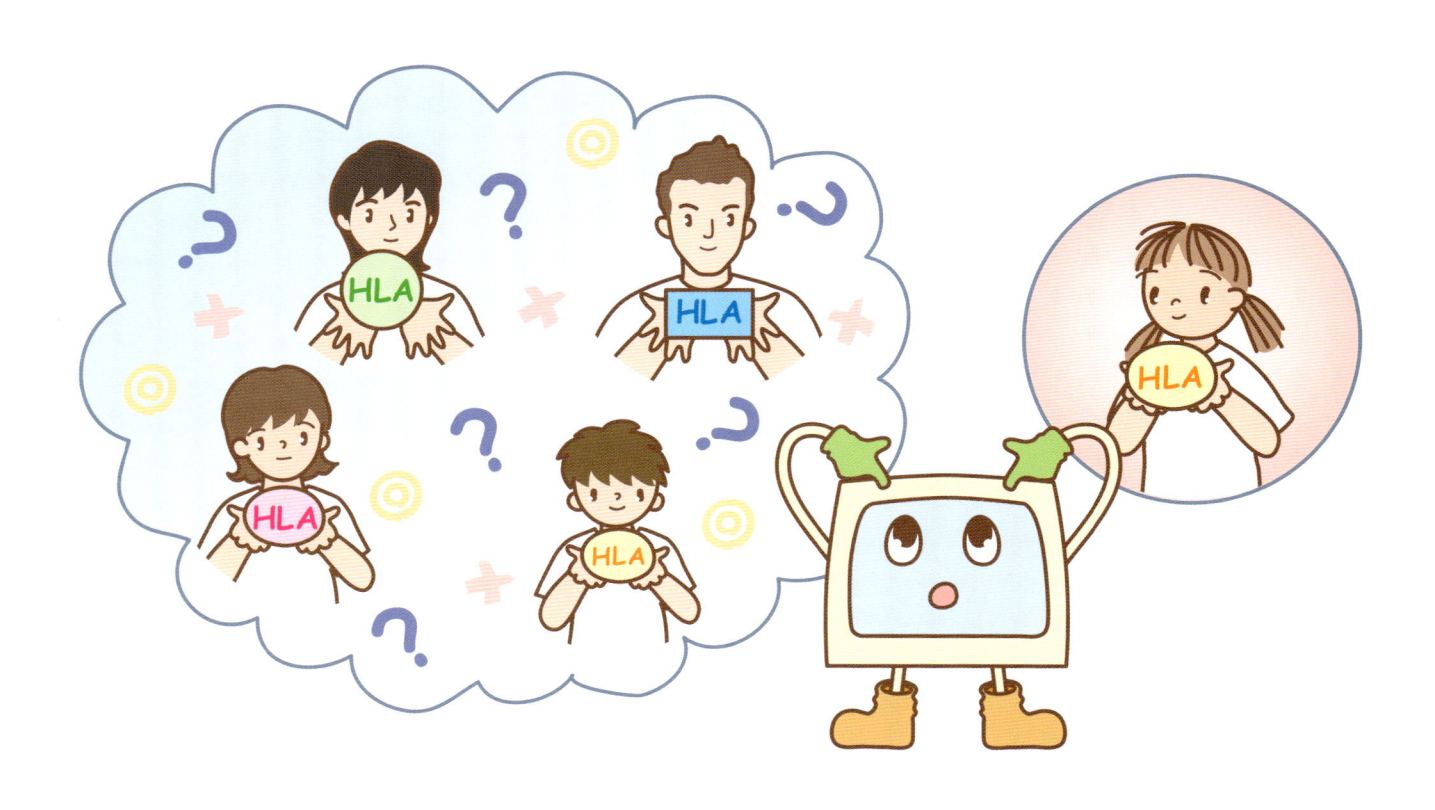

# 白血球の型（HLA）を しらべる

造血細胞を あげるひとを『ドナー』っていうんだ

ドナーになるためには 白血球の型が ピッタリ あっているか かなり似ていることが 必要なんだ。

赤血球の型（血液型）は あっていなくても いいんだよ。

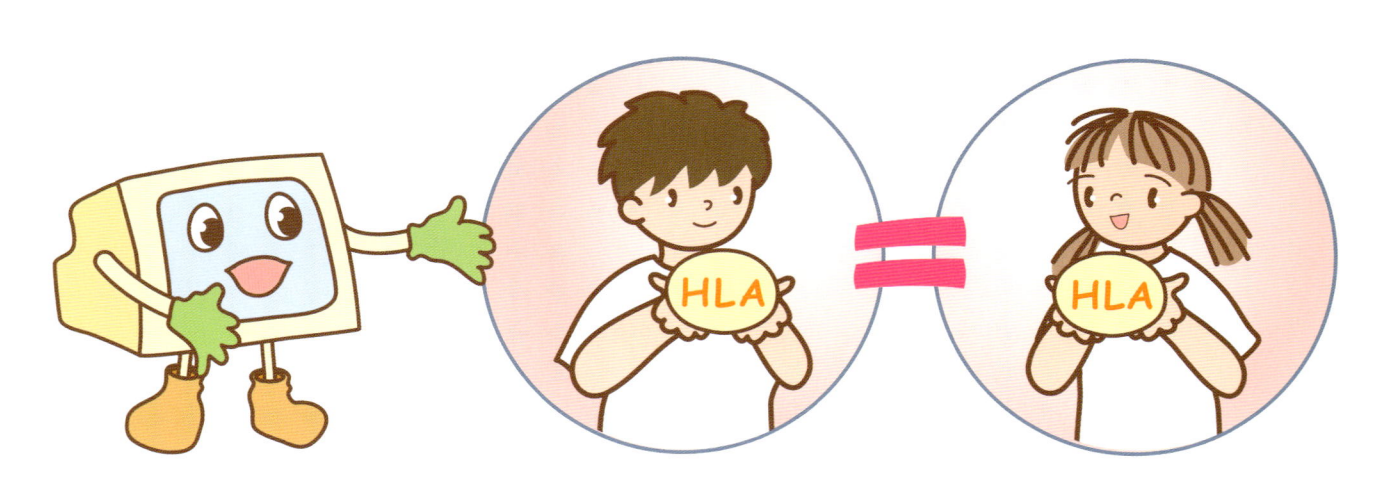

# きみと きょうだいの 白血球(はっけっきゅう)の型(かた)が あった！

造血細胞移植(ぞうけつさいぼういしょく)について もういちど 家族(かぞく)で よく話(はな)しあおう。

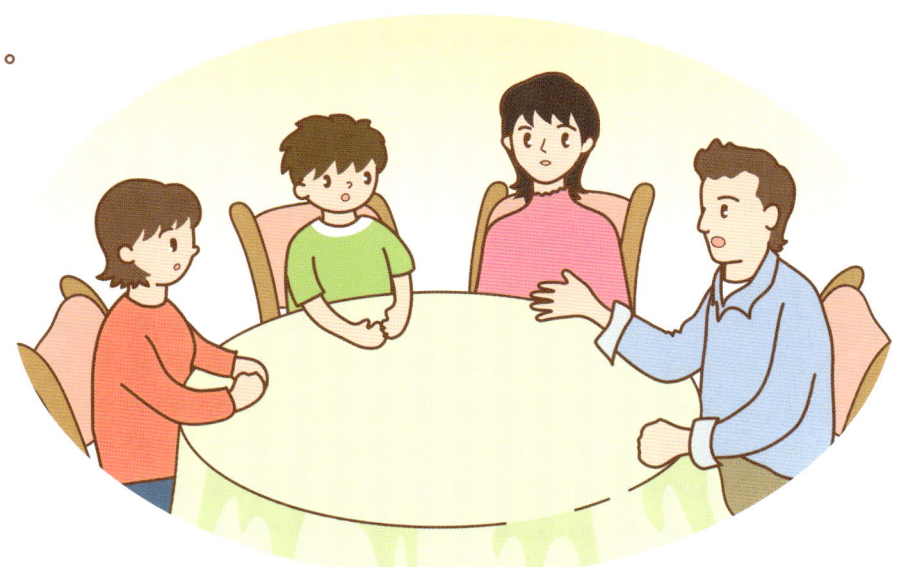

そして きみが決心(けっしん)するまえに コーディネーターの はなしを もっと ゆっくり きいてみよう。

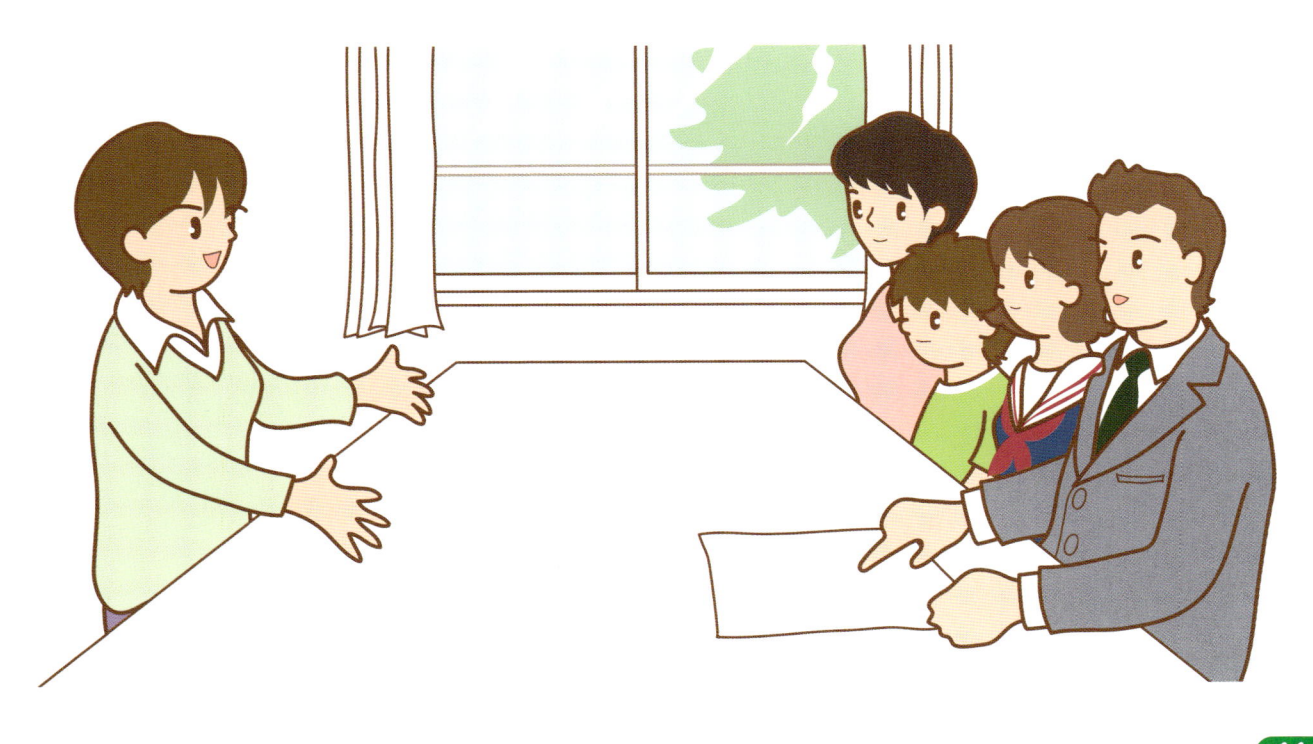

# 入院するまえにも検査が ひつよう

きみが ドナーになることを 決めたあと 入院するまえに うける検査が いくつかある。チクッと すこしだけ 痛いのは 採血だけで ほかの検査は ぜんぜん 痛くないんだよ。

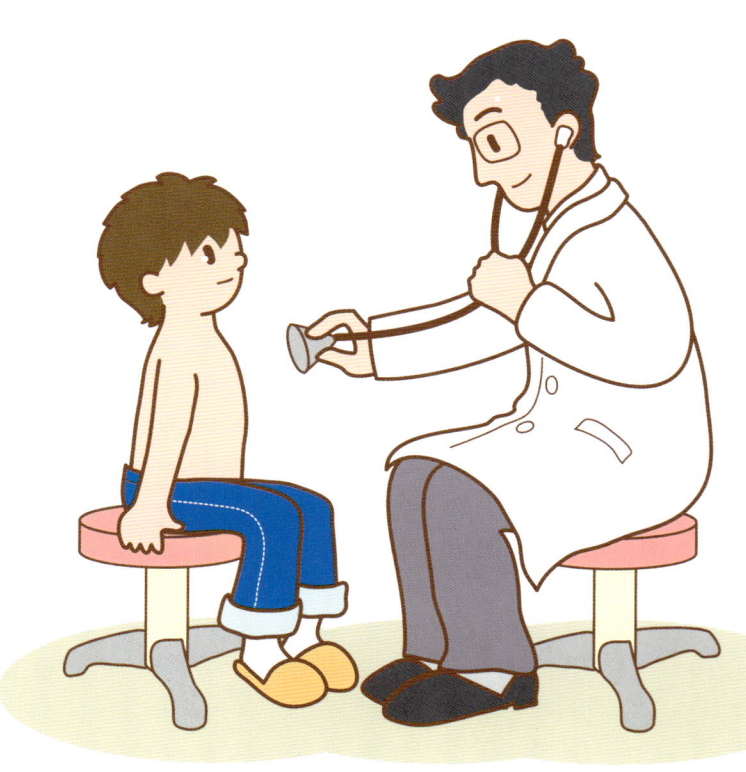

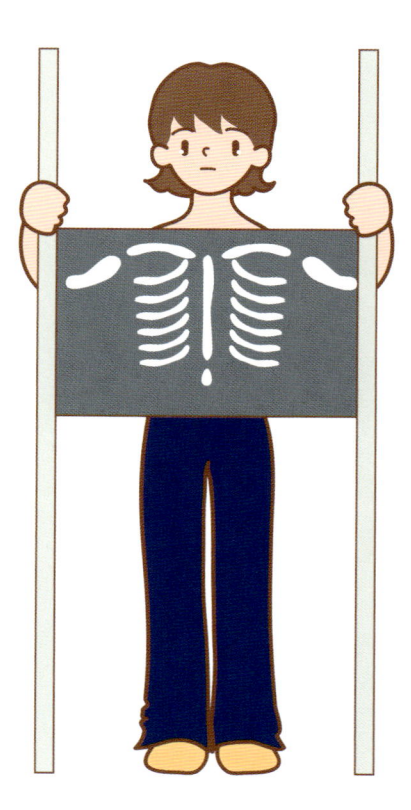

先生のしんさつ

むねのレントゲン検査

うでから血液をとる採血

こんどは5本くらい とるけど チクッと すこしだけ いたいのは1回だけだよ。

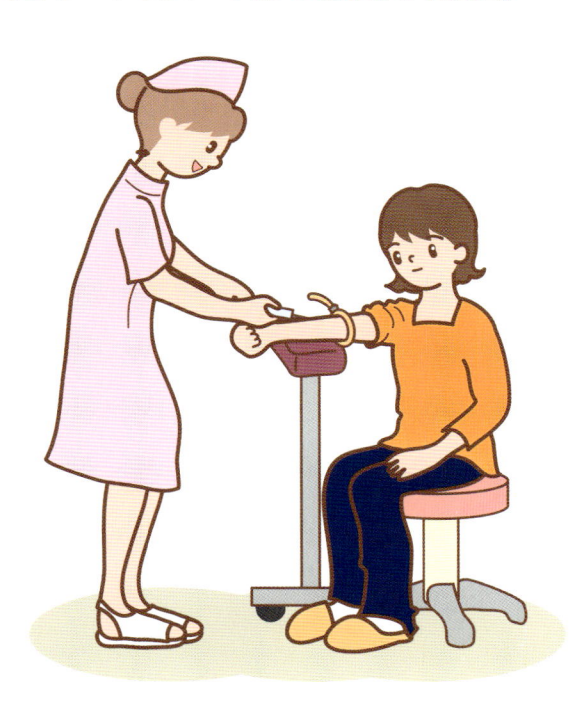

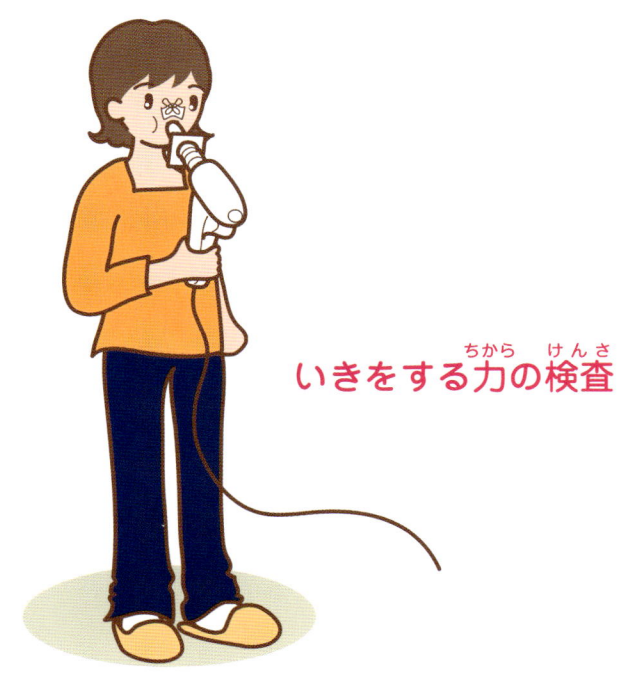

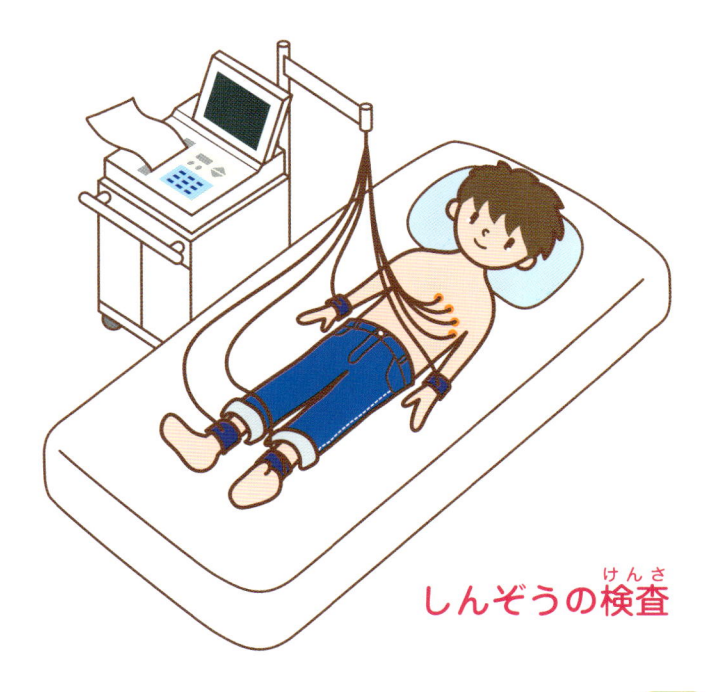

おしっこの検査

いきをする力の検査

しんぞうの検査

# きっと きみは こんなことを心配してるんじゃないかい?

## 造血細胞って どうやってとるんだろう?

　おへそを したに うつぶせになる。それから 腰の骨に 針をさして 骨髄を すいあげる。
　麻酔が かかっているから ぜんぜん痛くないよ。

　きみが10歳を すぎていれば『末梢血：まっしょうけつ』を とる方法も えらべる。
末梢血は うでの血管を流れる血液のこと。
末梢血から 造血細胞をとるときは くすりをつかうんだ。

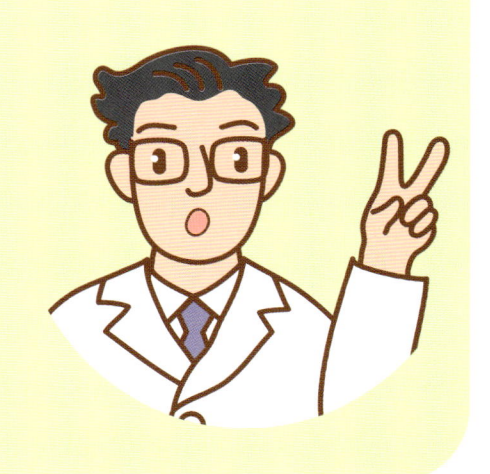

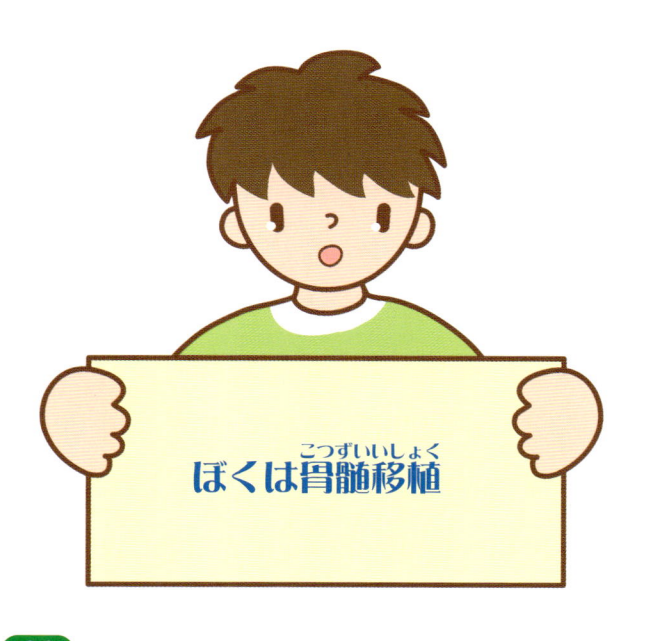

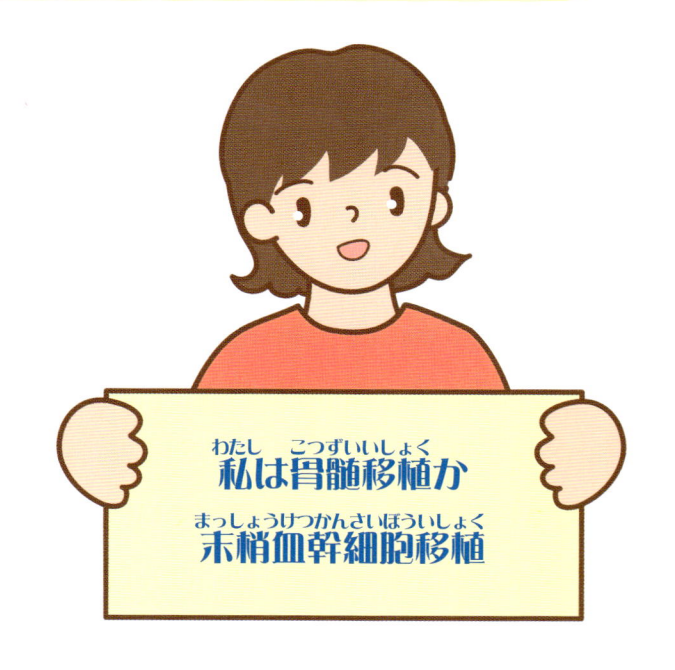

ぼくは骨髄移植

私は骨髄移植か
末梢血幹細胞移植

## どのくらい入院するのだろう？

骨髄を　とるときは　4日間くらい。末梢血を　とるときは　8日間くらいの入院になる。

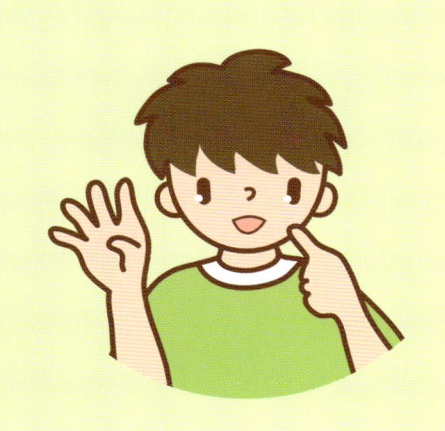

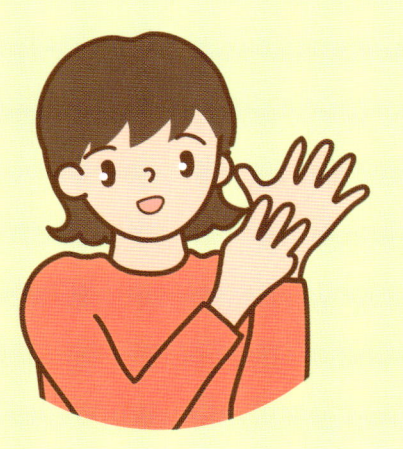

## また、検査をするのかな？

入院したあとは　毎日　しんさつと検査が　あるんだ。

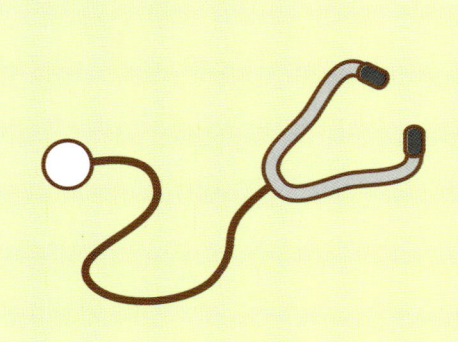

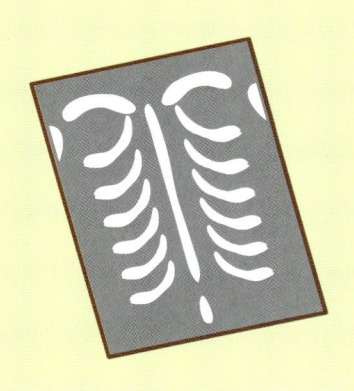

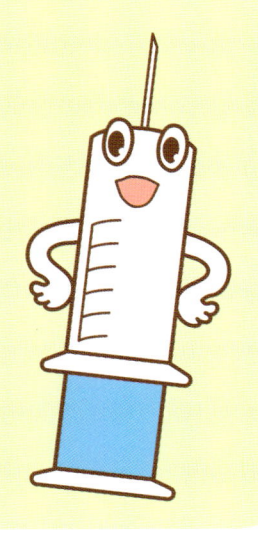

## 手術室でねむっているときに何かおきないかな？

もしかしたら おこるかもしれないことを おはなしするね。

**麻酔を しているときに**
- しんぞうが ドキドキする
- 血圧が さがる

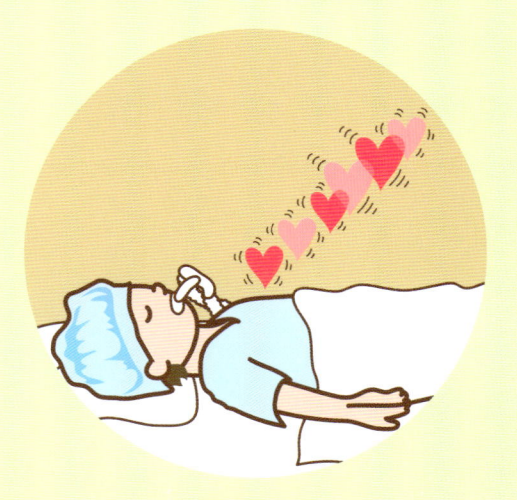

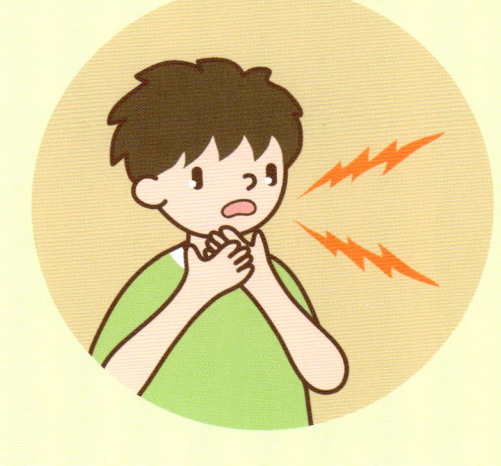

**口から チューブを いれたときに**
- はが ぐらぐらする
- のどが痛む
- すこしのあいだ 声が かわる

**そのほかにも**
- 骨髄を とるときの針が おれる
- 足が しびれる
- すこしのあいだ 思ったように 体が うごかない

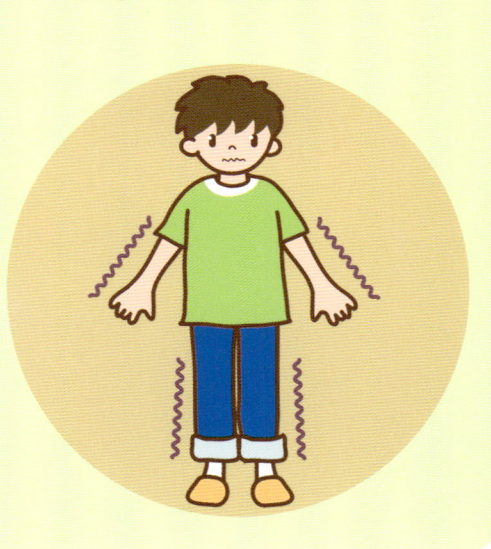

## 入院中、家族には会えるのかな？

もちろん 毎日 会えるよ！

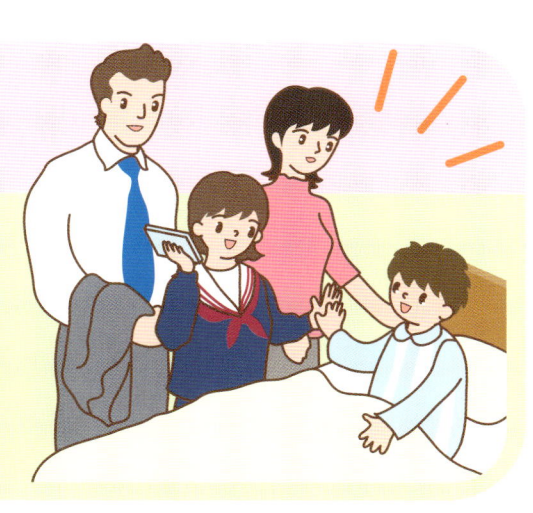

## 入院中、ひとりで いろいろなことを できるかなぁ？

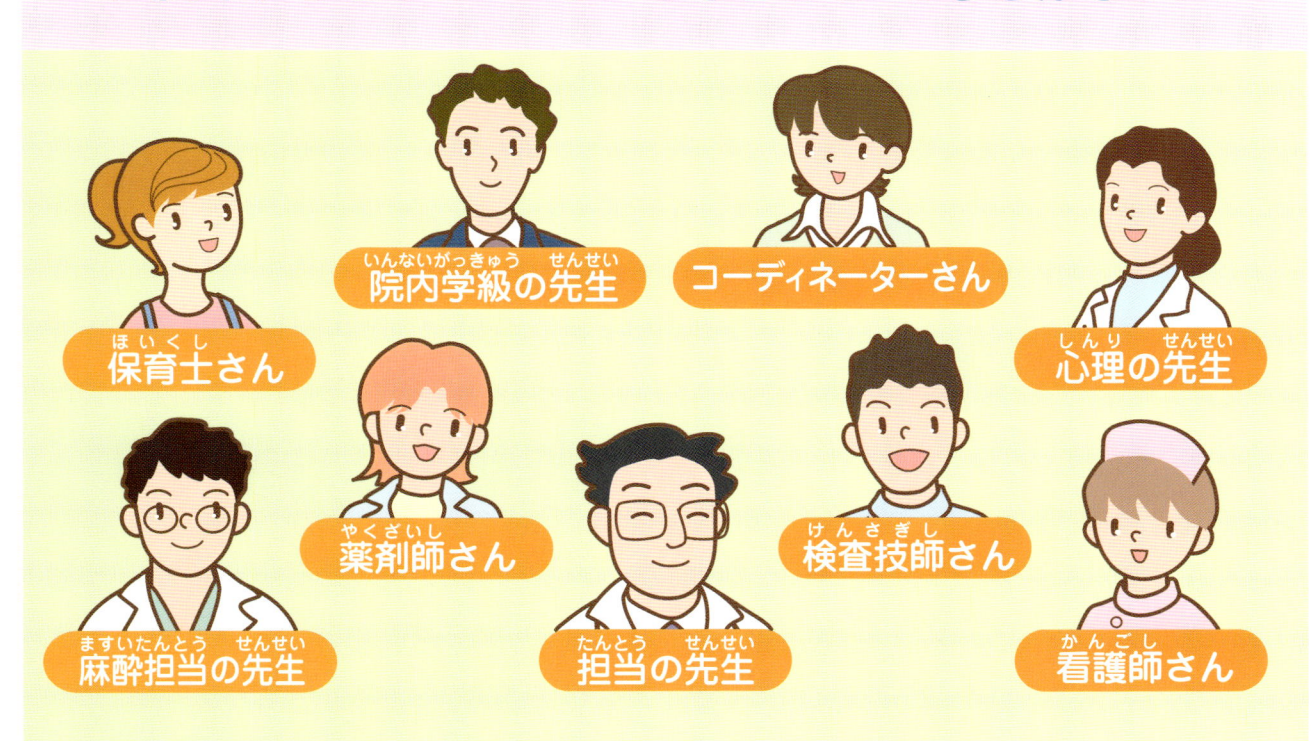

- 保育士さん
- 院内学級の先生
- コーディネーターさん
- 心理の先生
- 麻酔担当の先生
- 薬剤師さん
- 担当の先生
- 検査技師さん
- 看護師さん

だいじょうぶ！ きみの入院中の生活を てつだうひとは こんなに たくさんいるんだよ！

# これが『骨髄移植：こつずいしょく』のけいかくだ

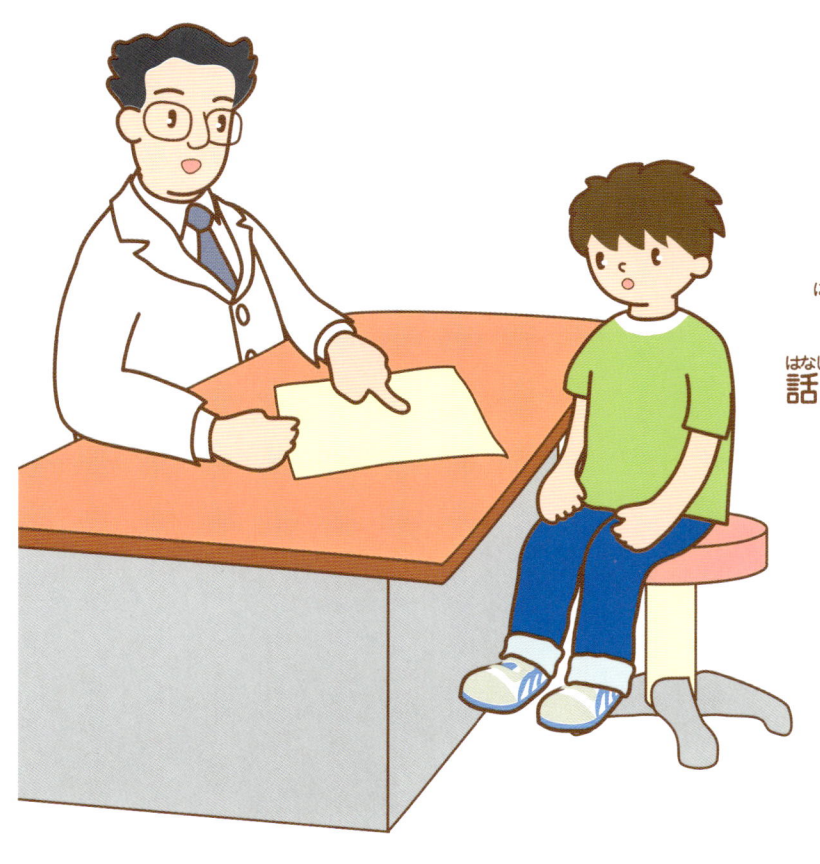

入院するまえの検査のことは話をしたよね。

もうひとつ　することがある。

　きみの赤血球を　うでからとって　ためておくんだ。入院した　次の日に骨髄を　すいあげて　その次の次の日あたりに退院できる。退院の日は　すこしずれることもある。なんでも　先生に　質問していいんだよ。

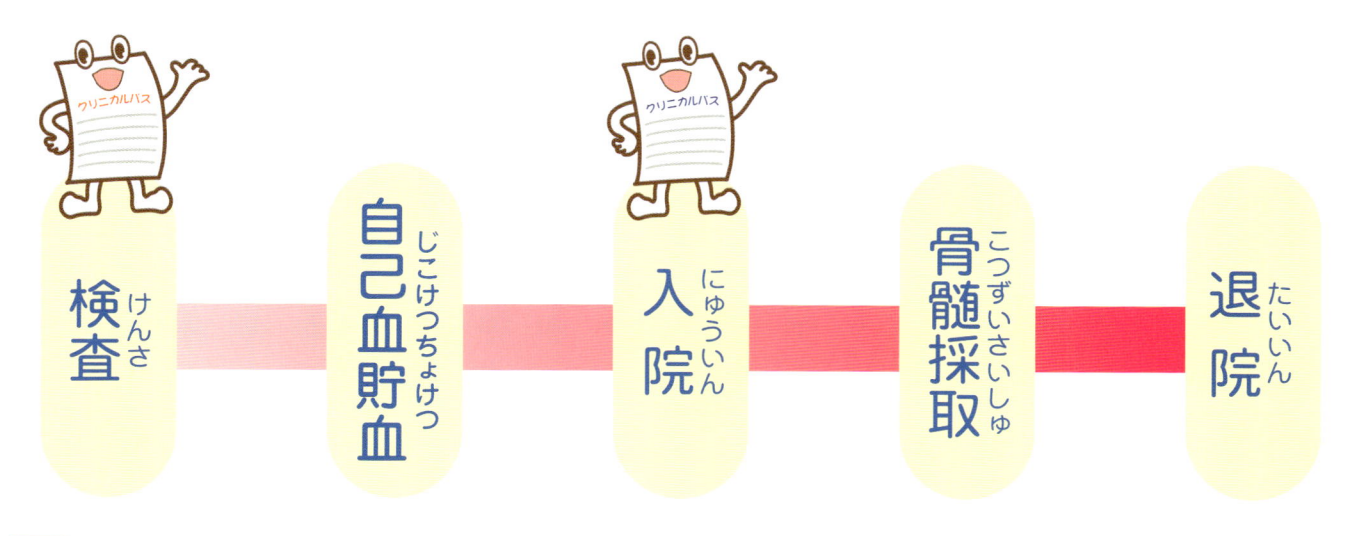

検査 → 自己血貯血 → 入院 → 骨髄採取 → 退院

# 『自己血貯血：じこけつちょけつ』
## じぶんの赤血球をとっておくこと

入院の1〜3週間まえに 点滴を2本入れて きみの赤血球を 袋にとっておく。

これを自己血貯血っていう。

採血中に きもちがわるくなったら すぐに おしえてね。

この赤血球は 骨髄を すいあげる日に きみに かえすんだよ。

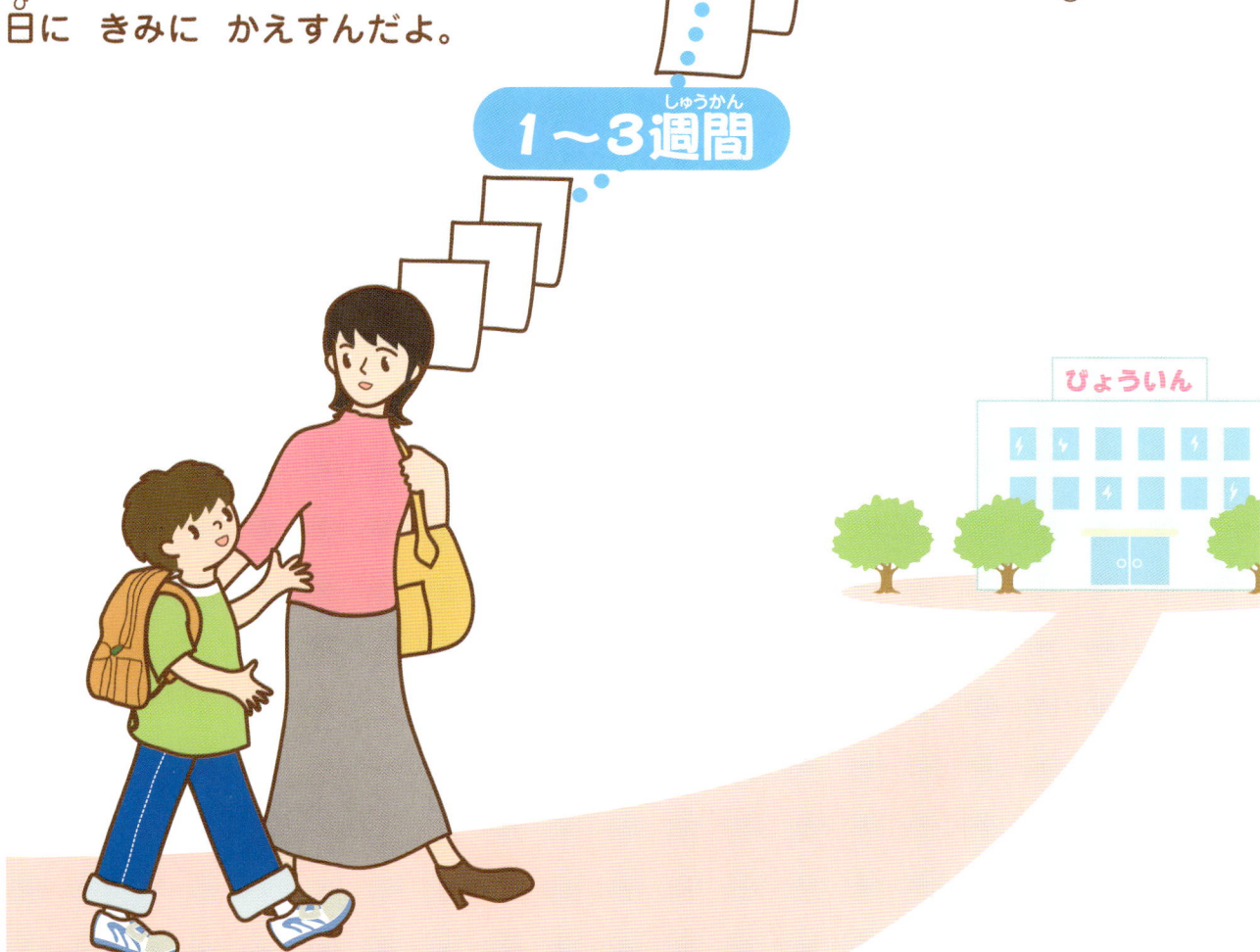

1〜3週間

# 入院した日も検査があるよ

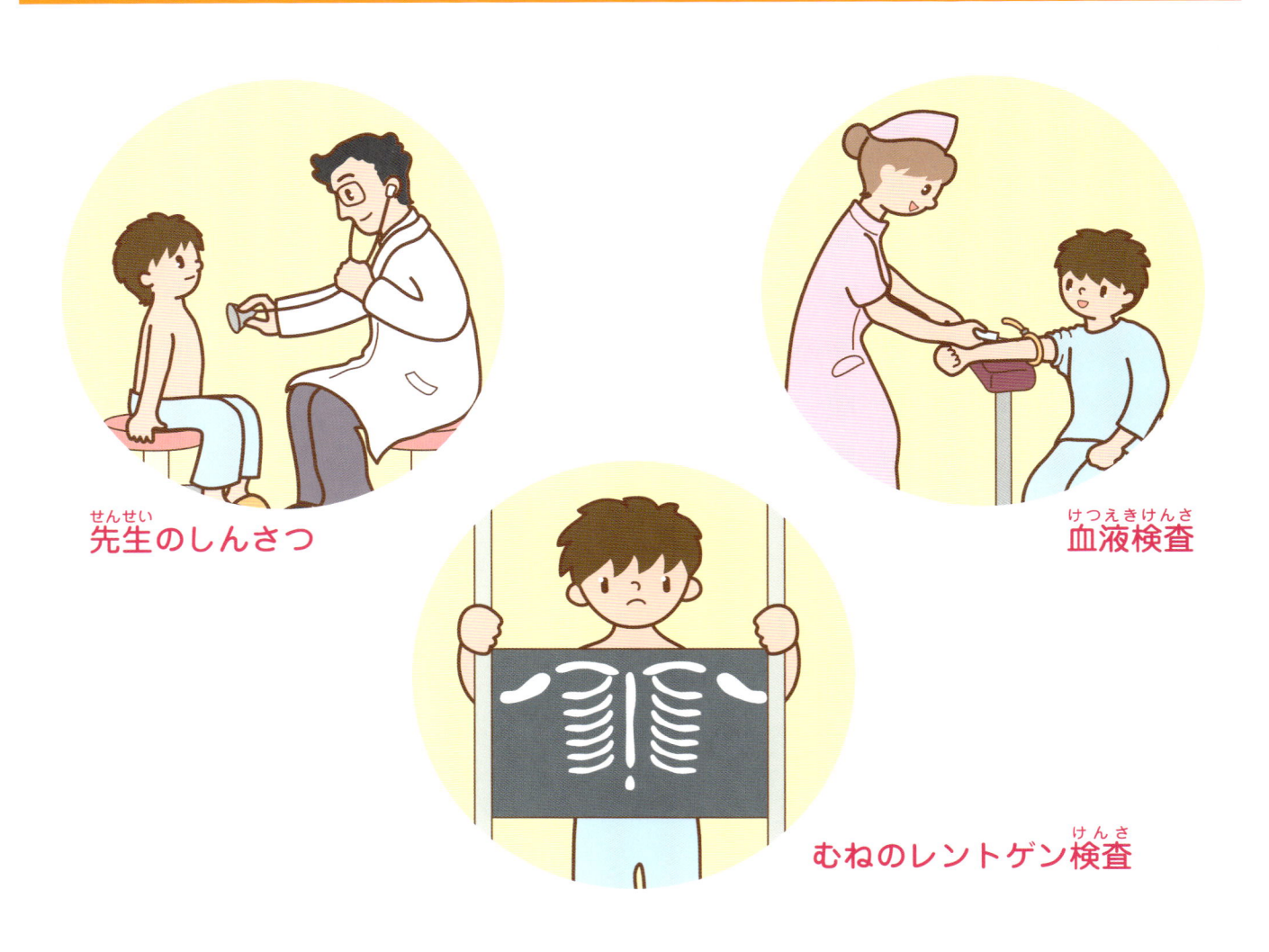

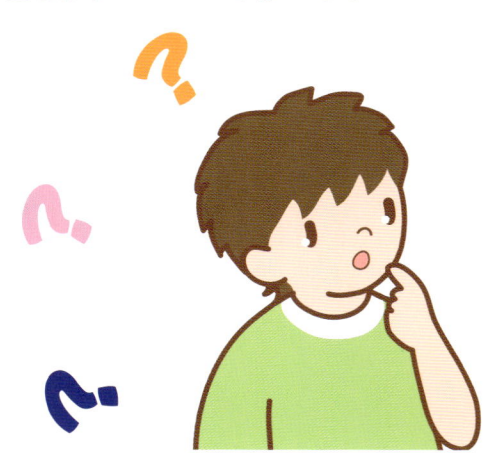

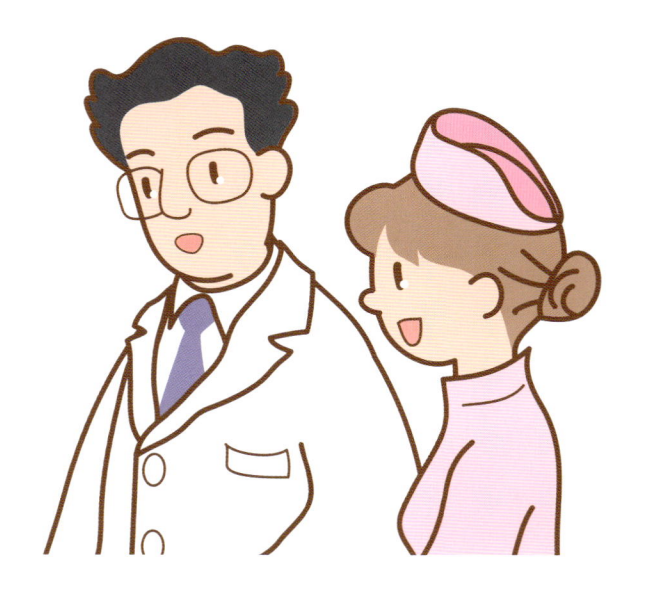

先生のしんさつ

血液検査

むねのレントゲン検査

わからないことや 心配なことは
先生や看護師さんに 聞こう。

# 麻酔を かけてくれる先生から 話をきこう

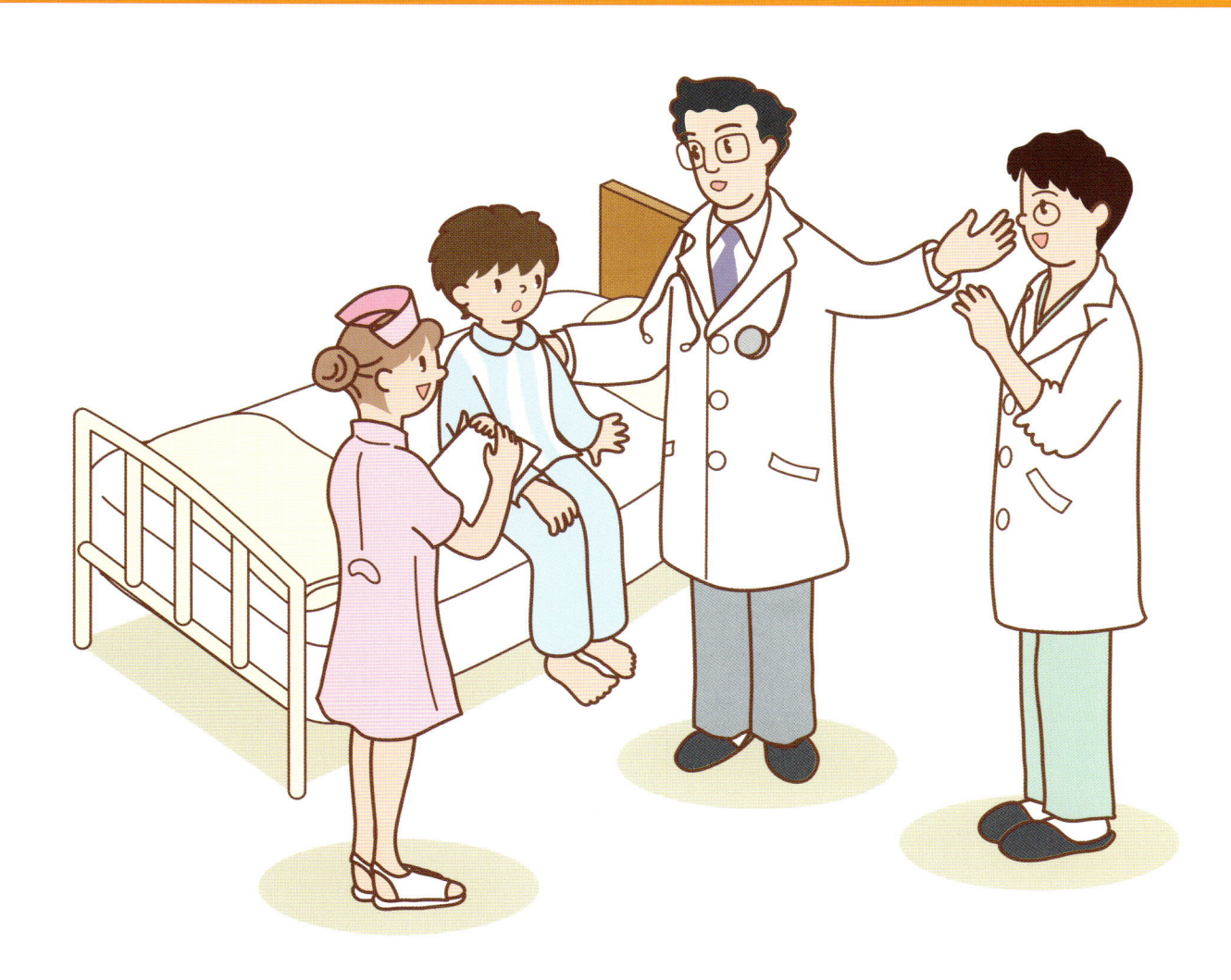

麻酔をかける 先生から 説明がある。次の日は 朝から 食べたり のんだり できないんだ。よくわからないことが あったら 質問しよう。

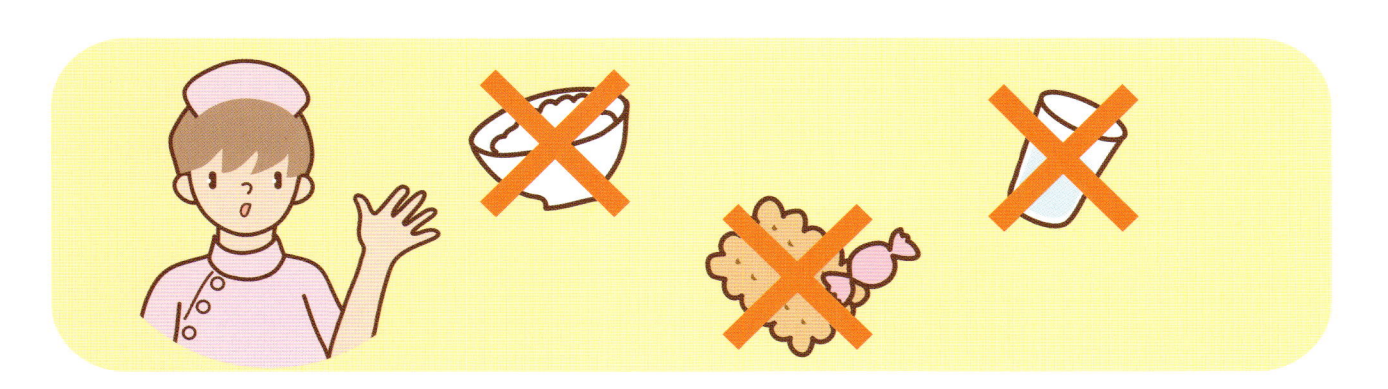

# さぁ、いよいよ『骨髄採取：こつずいさいしゅ』だ

手術室(しゅじゅつしつ)で着(き)る ふくに きがえよう。

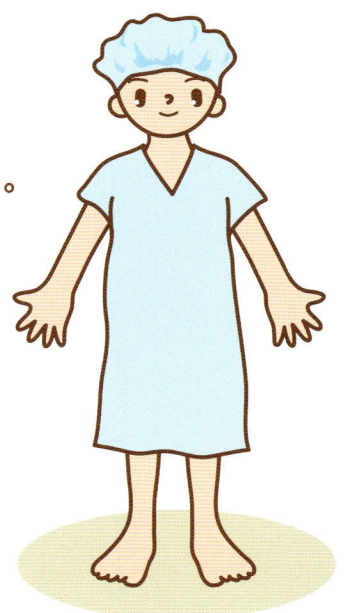

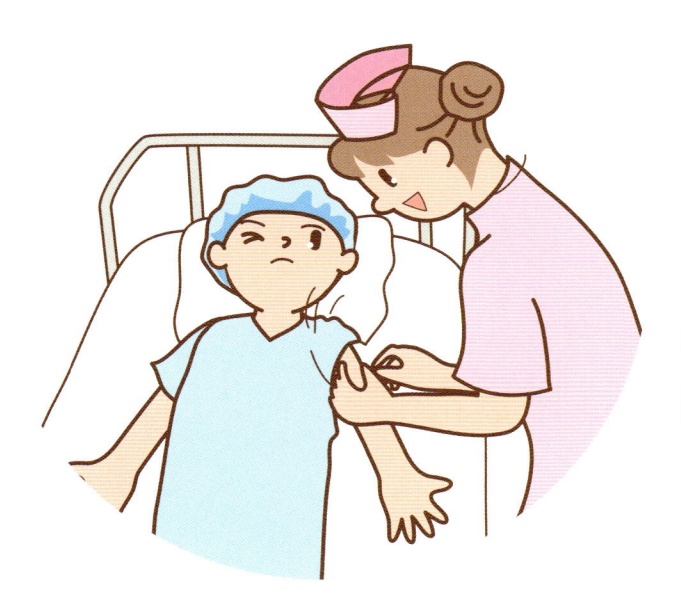

おちついて 麻酔(ますい)を うけられるように
看護師(かんごし)さんが うでに注射(ちゅうしゃ)をする。

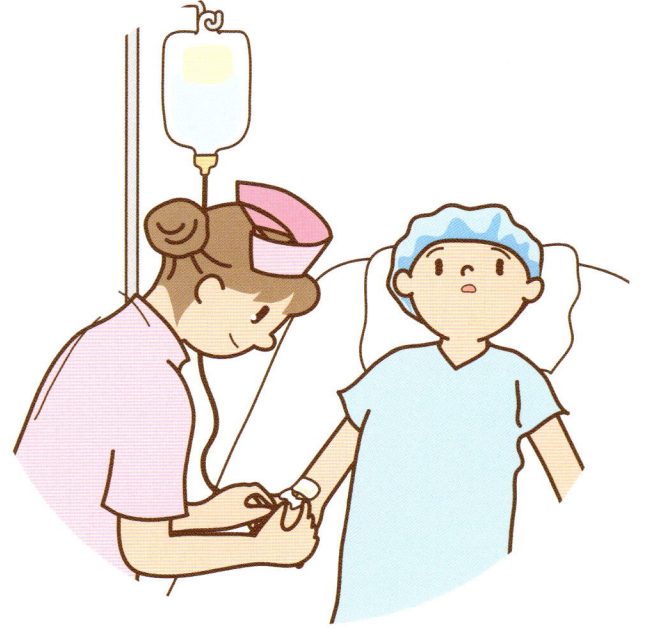

そのあと 点滴(てんてき)をはじめるよ。

# 手術室に 到着した

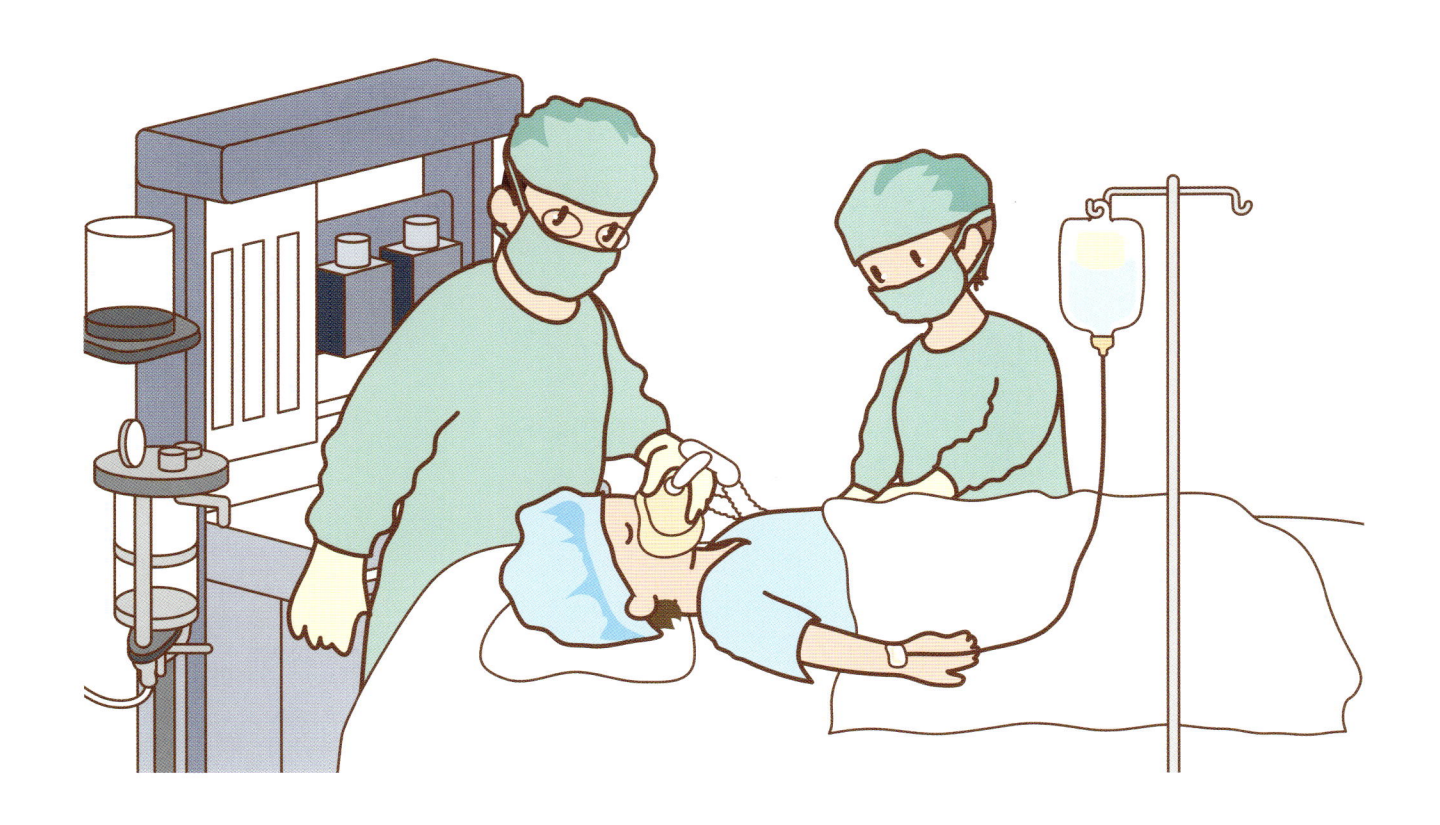

マスクをかけて かずを かぞえているうちに
すごく ねむくなってしまうよ。

そのあと きみが ねむっているあいだに
口から管を いれるんだ。
きみは ねむっているから 気がつかないと
おもうよ。

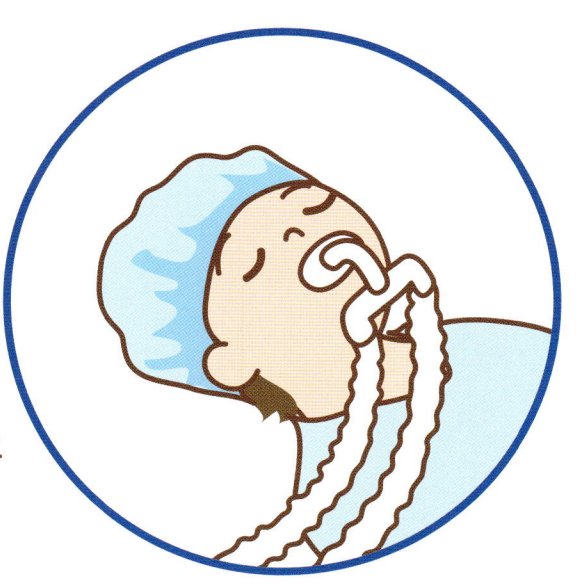

# 骨髄採取が はじまった

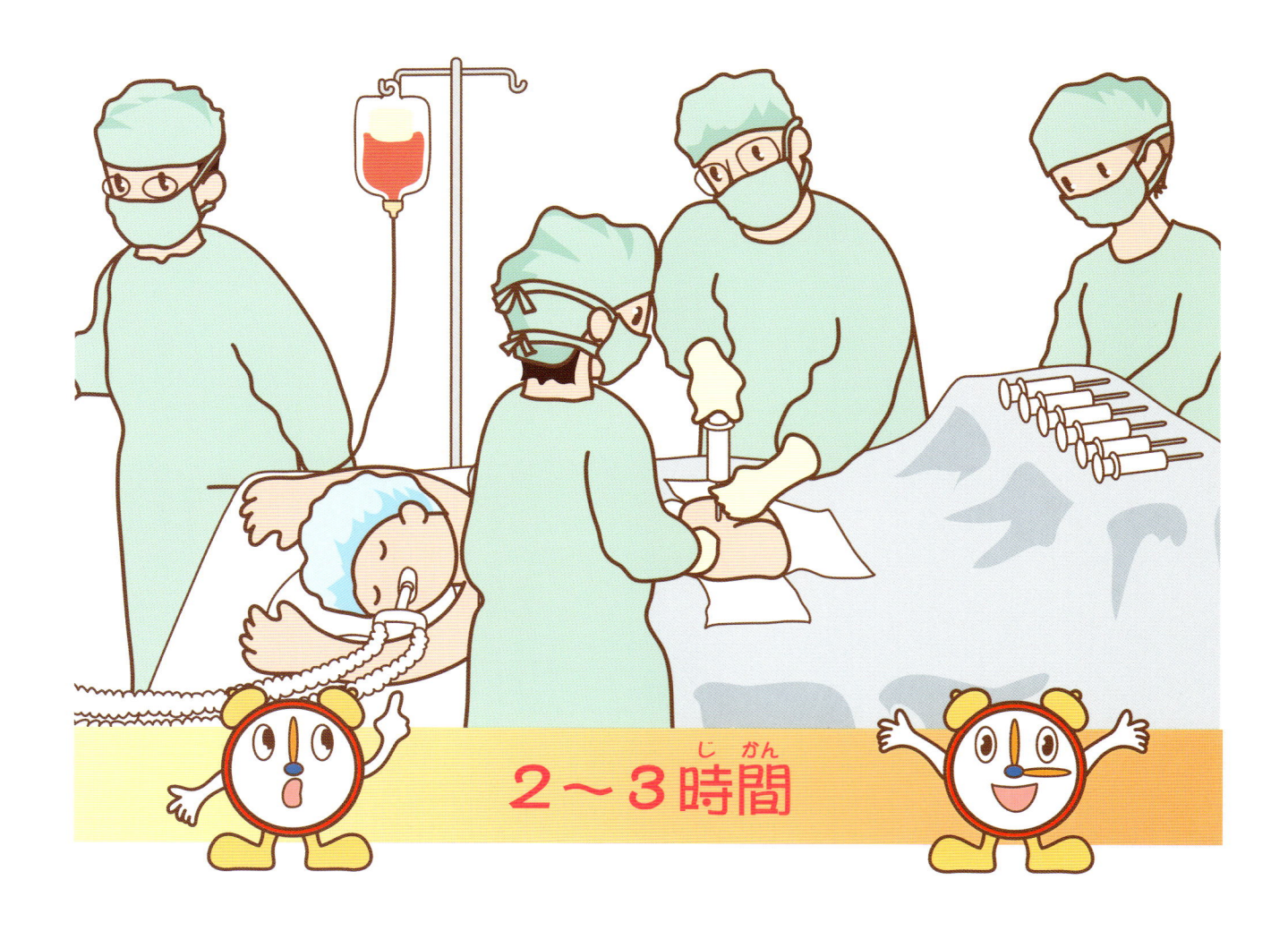

2～3時間

手術のあいだ きみは おへそを したにして うつぶせになる。
先生は きみの腰に 針を刺して すこしずつ 骨髄を すいあげて とっていく。
麻酔がきいているから ぜんぜん 痛くないんだ。
このとき 自己血貯血しておいた きみの赤血球を 点滴から 入れる。
袋にあつめた 骨髄は すぐに 無菌室に運ばれて きみの きょうだいに プレゼント。
きみが 手術室にいるのは 2～3時間。目がさめたら 口から管をぬいて もとの部屋に 戻るんだ。

# みんなが待ってる部屋に戻ったよ

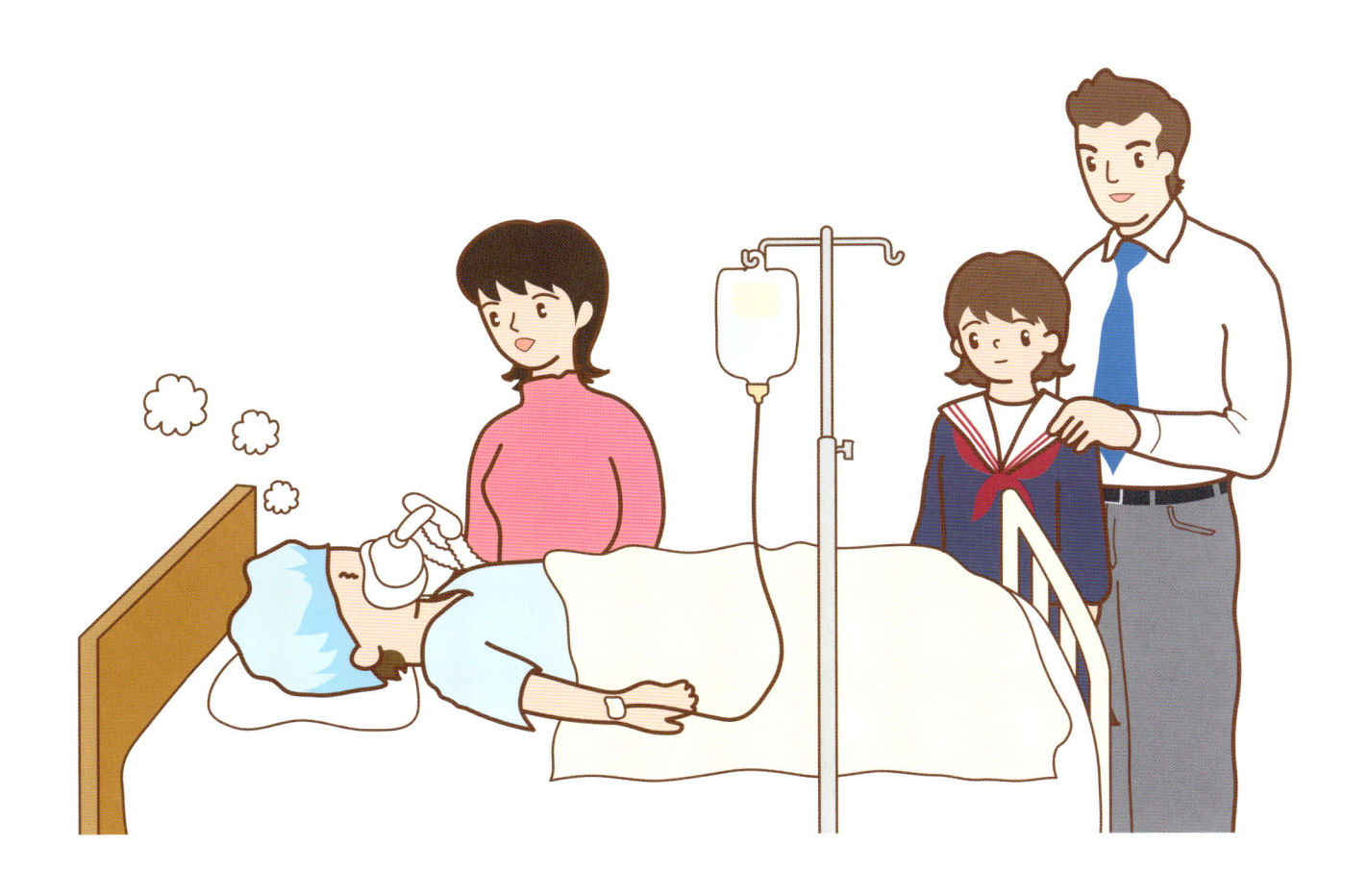

　目が　しっかり　さめてくると　腰に針を刺したところが　すこし　痛いかもしれない。
　痛いときには　がまんをしないで　痛み止めのくすりを　つかってもらおう。

# 骨髄採取の 次の日は？

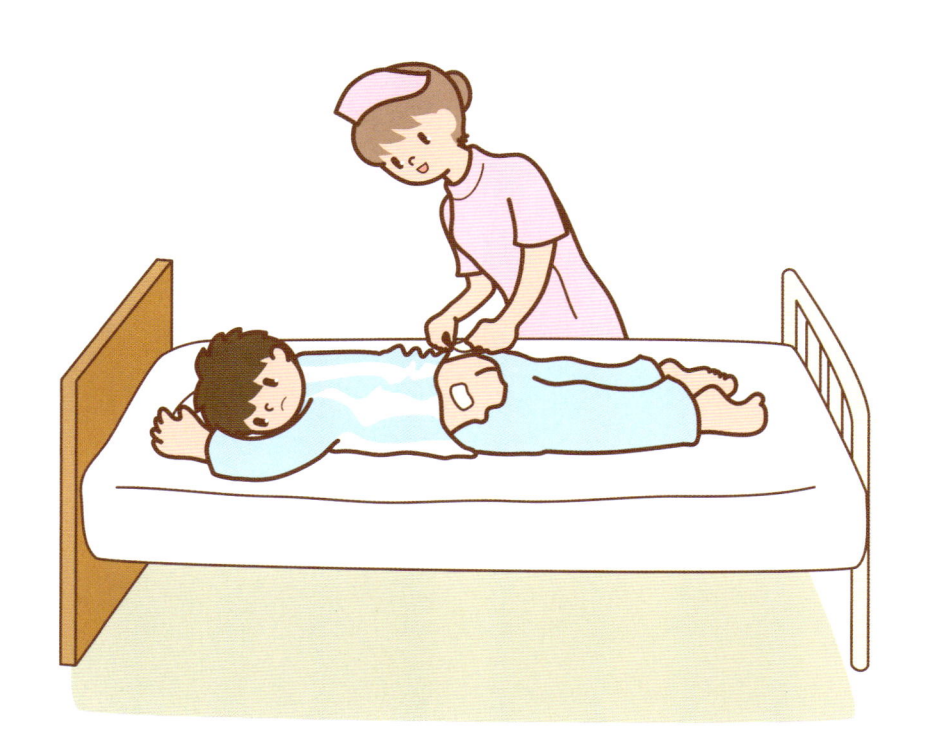

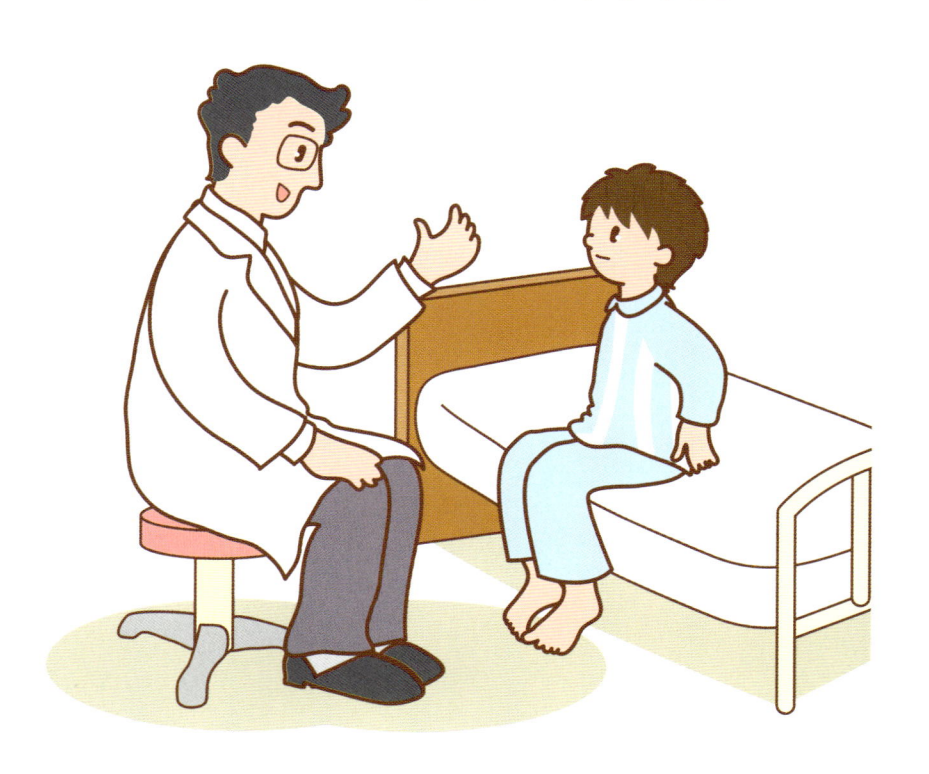

次の日は 点滴が はずれて 腰のところを 消毒する。
朝は 血液の検査があるよ。先生の しんさつと おはなしもある。

# もう一晩 泊まったら退院だ

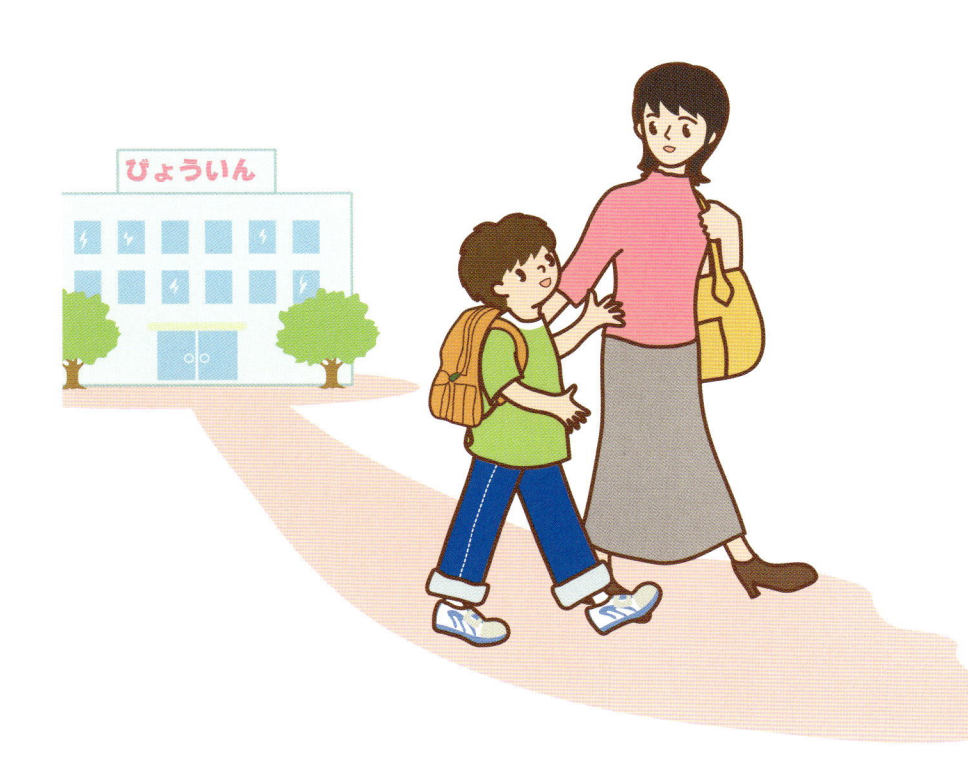

退院した 次の日から 学校や ようちえんに行っても いいんだよ。

もちろん おふろも オーケーさ。

すこししてから 何回か 先生の しんさつを 受けに 病院へ行く。

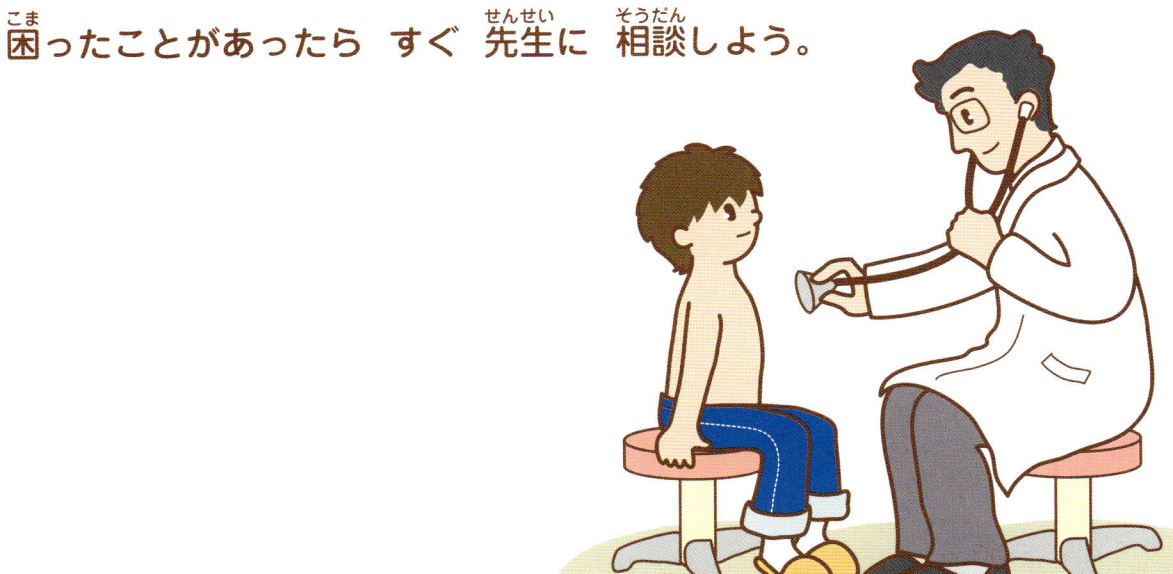

困ったことがあったら すぐ 先生に 相談しよう。

# これが うでから採取する『末梢血幹細胞移植』の けいかくだ

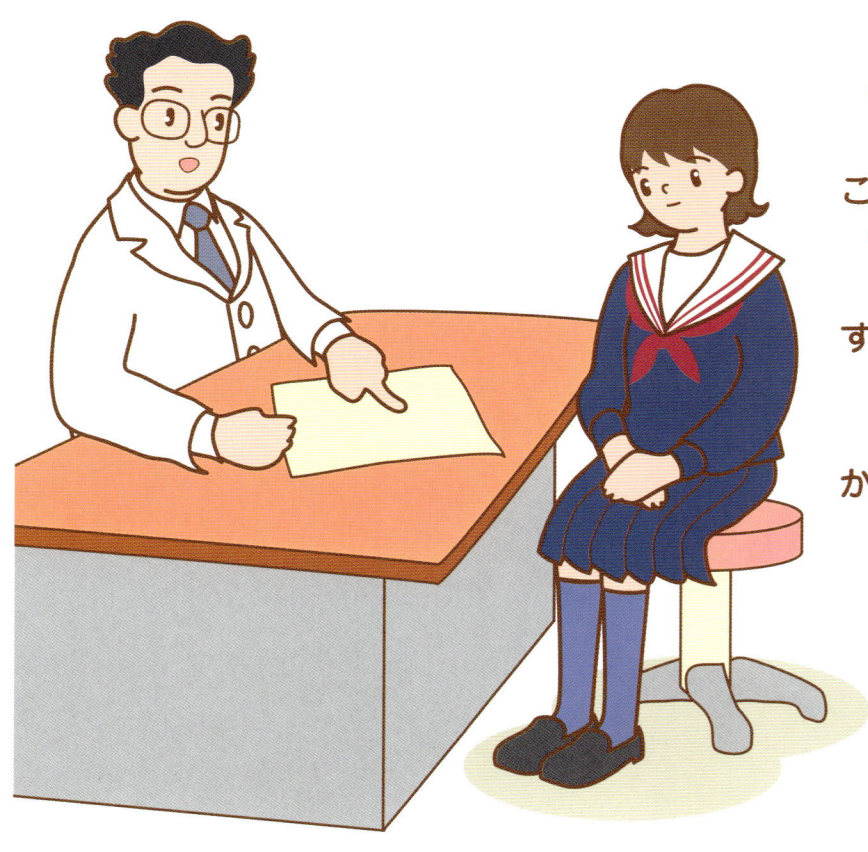

入院するまえの 検査のことは話をしたよね。

入院してからの ことをすこしお話しするね。

くわしい はなしは あとからにしよう。

## 入院したあとも検査があるよ

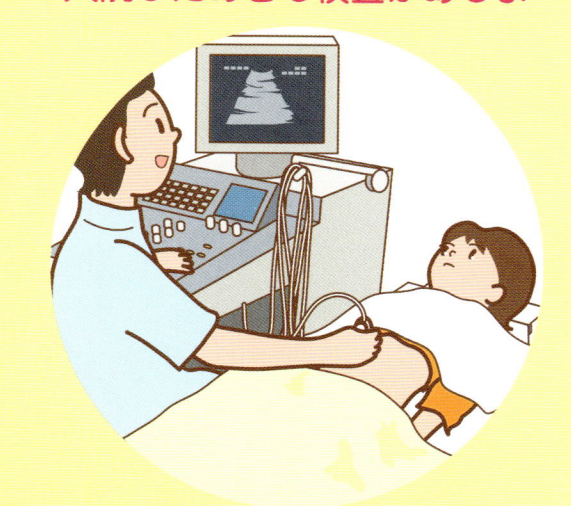

おなかの超音波検査

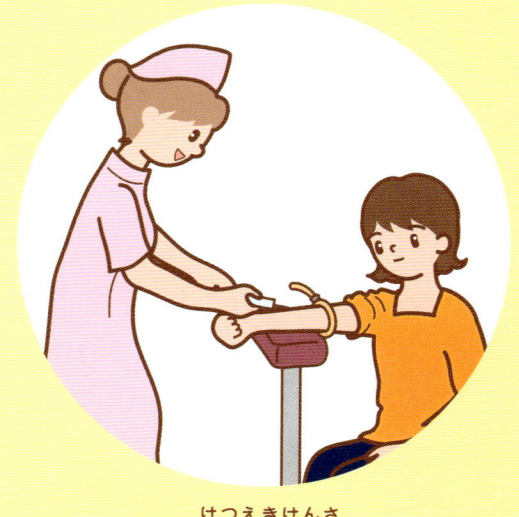

血液検査

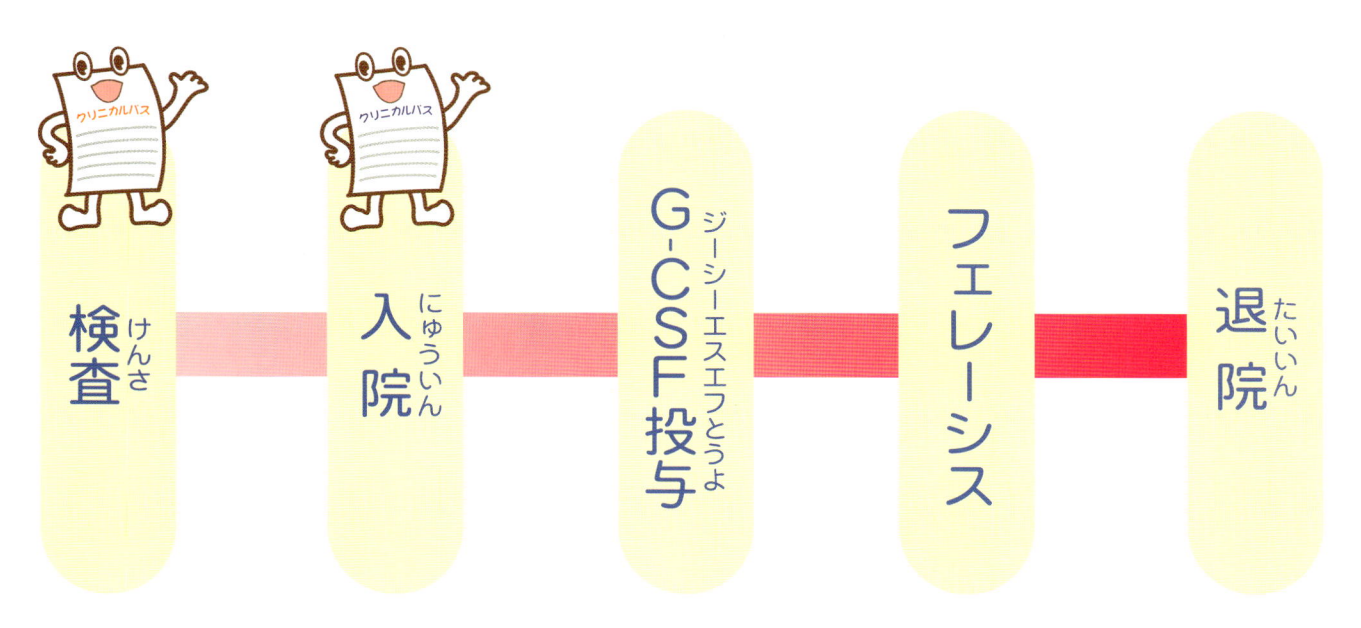

検査 → 入院 → G-CSF投与 → フェレーシス → 退院

入院した日から 毎日 くすりを 注射する。5日くらいすると 白血球が ふえてくるんだ。ふえてきたら 造血細胞を あつめる。
　その次の日も 造血細胞を あつめることがある。
　そのまた次の日に 退院だ。入院は ぜんぶで 8日くらい。

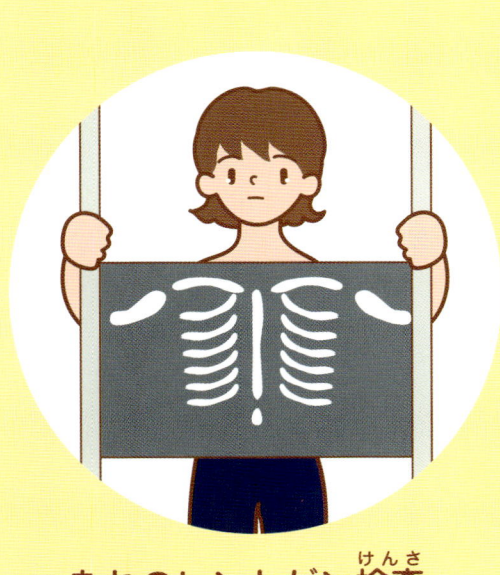

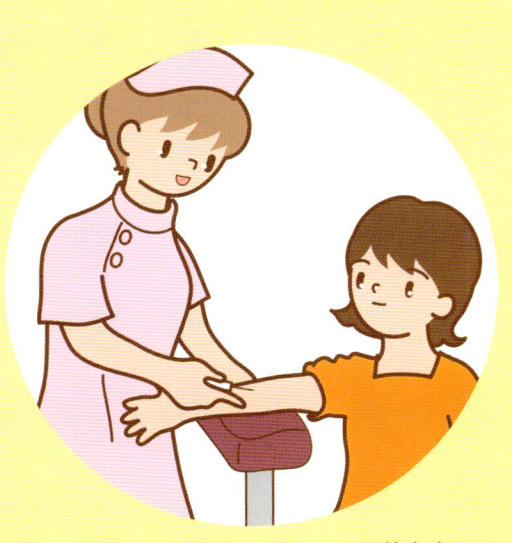

むねのレントゲン検査　　　くすりのアレルギー検査

# 朝と夜に G-CSF を注射するよ

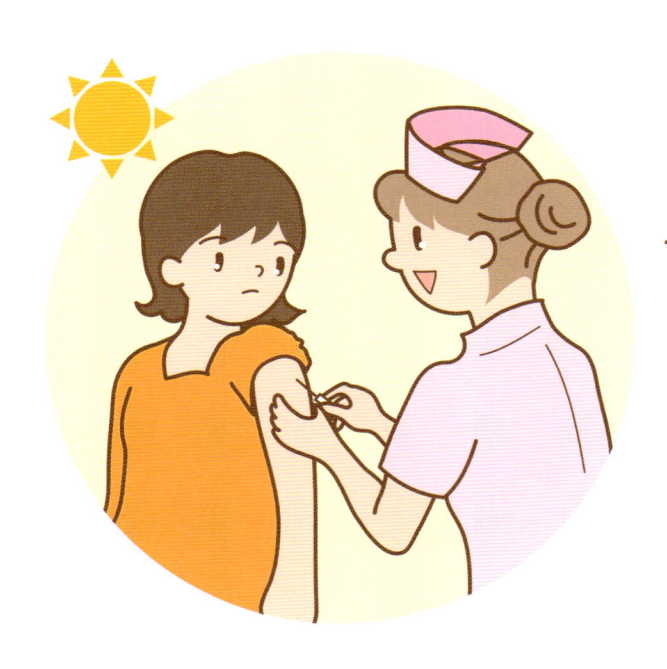

朝に G-CSFという くすりを 注射する。
痛みは 予防注射と おなじくらい。

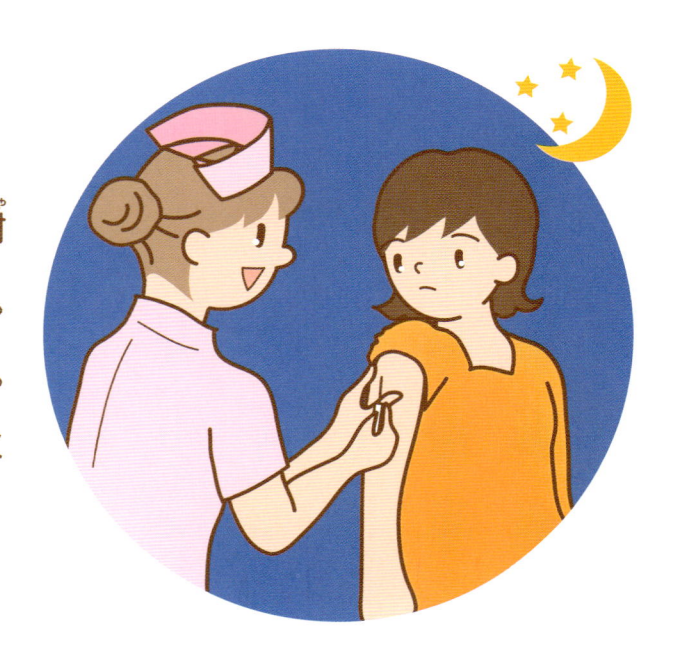

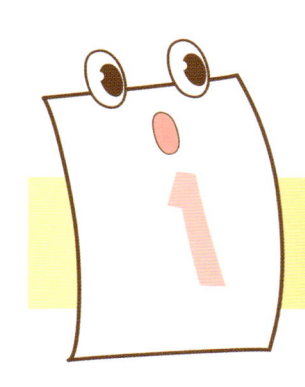

夜も G-CSFという くすりを 注射する。朝と 反対のうでに 注射するよ。ぜんぶで 4〜5日間くらい 注射する。なにか 困ったことが あったら、すぐに話そう。

4〜5日間

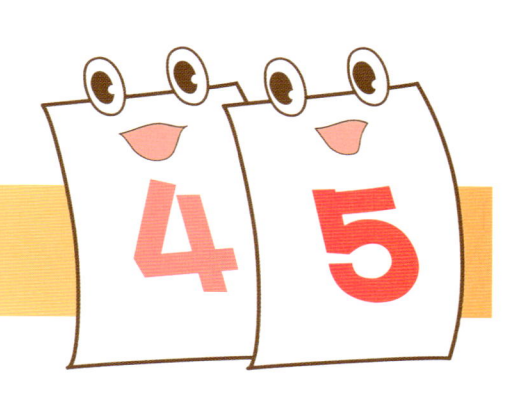

# G-CSFを注射すると、どうなるの？

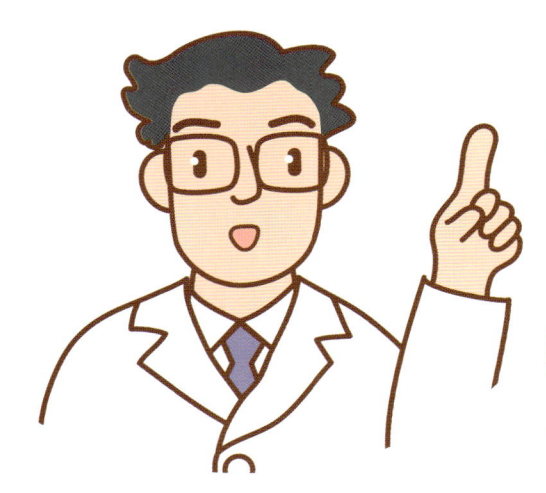

G-CSFを 注射すると 造血細胞が 骨髄から とびだして あふれるくらいに 増えるんだ。

G-CSFを 注射していると 熱がでたり 体が 痛くなることがある。そのときは 痛み止めの くすりを つかう。

血小板が すこし減ることが あるから 血液検査は 毎日ひつようだ。おなかの 脾臓という ところが ふくらむことが あるから ときどき 超音波検査も やるよ。

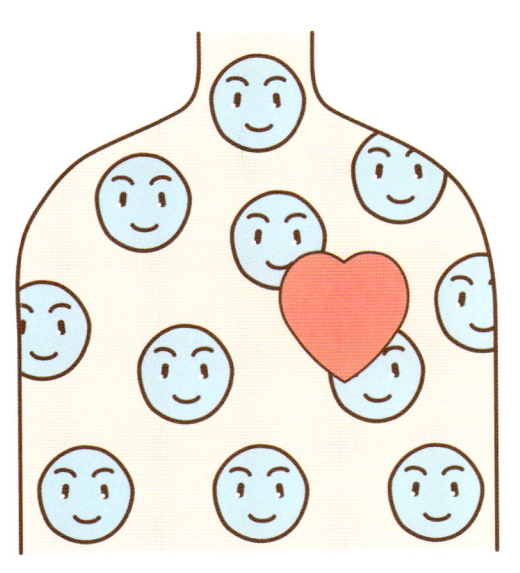

**G-CSFを注射するまえ** → **G-CSFを注射したあと**

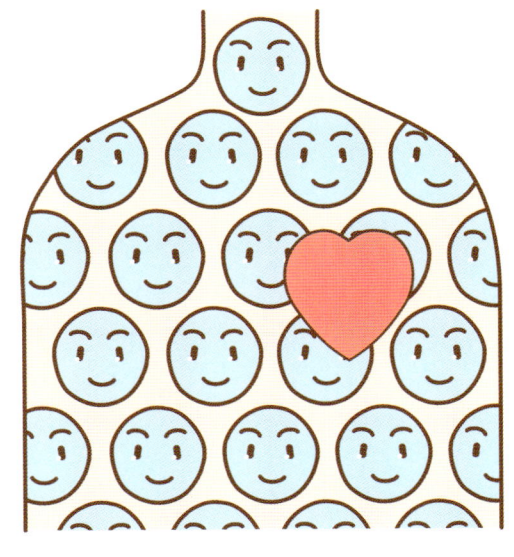

# 『フェレーシス』ってなぁに？

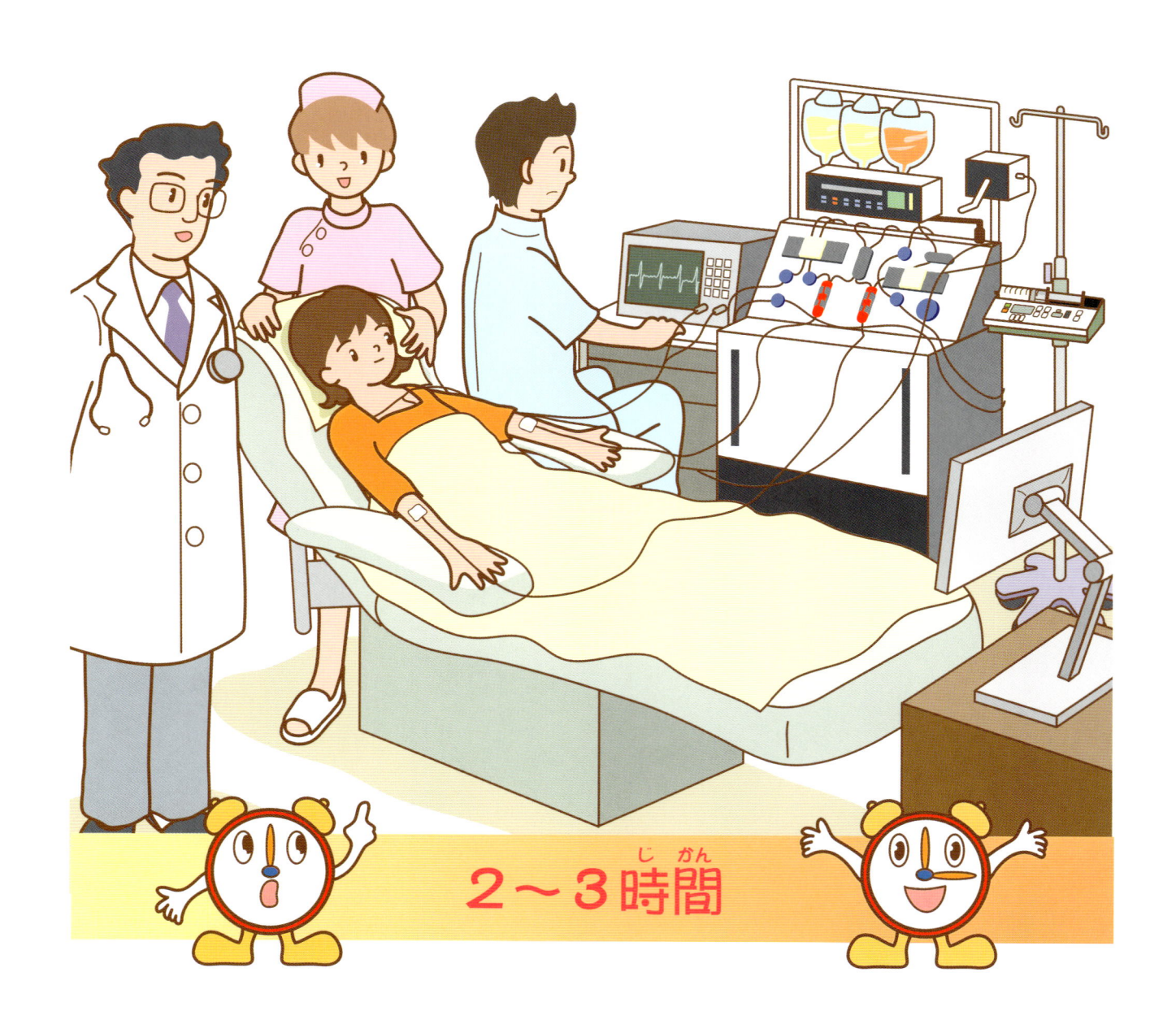

2〜3時間

　G-CSFで 増やした 造血細胞を うでから あつめることを『フェレーシス』っていうんだ。
　血小板を あつめるのと おなじ機械を つかって あつめるんだよ。
　点滴を 2本いれてから 2〜3時間 かかるけど 痛いのは 点滴を いれるときだけだよ。

# フェレーシスのあいだに何かおきないかな？

　もしかしたら おこるかもしれないことを おはなしするね。

　フェレーシスを やっているあいだに きもちわるくなったり 手足がしびれたり おなかが痛くなったりすることがある。

　そのときは すぐ おしえてね。

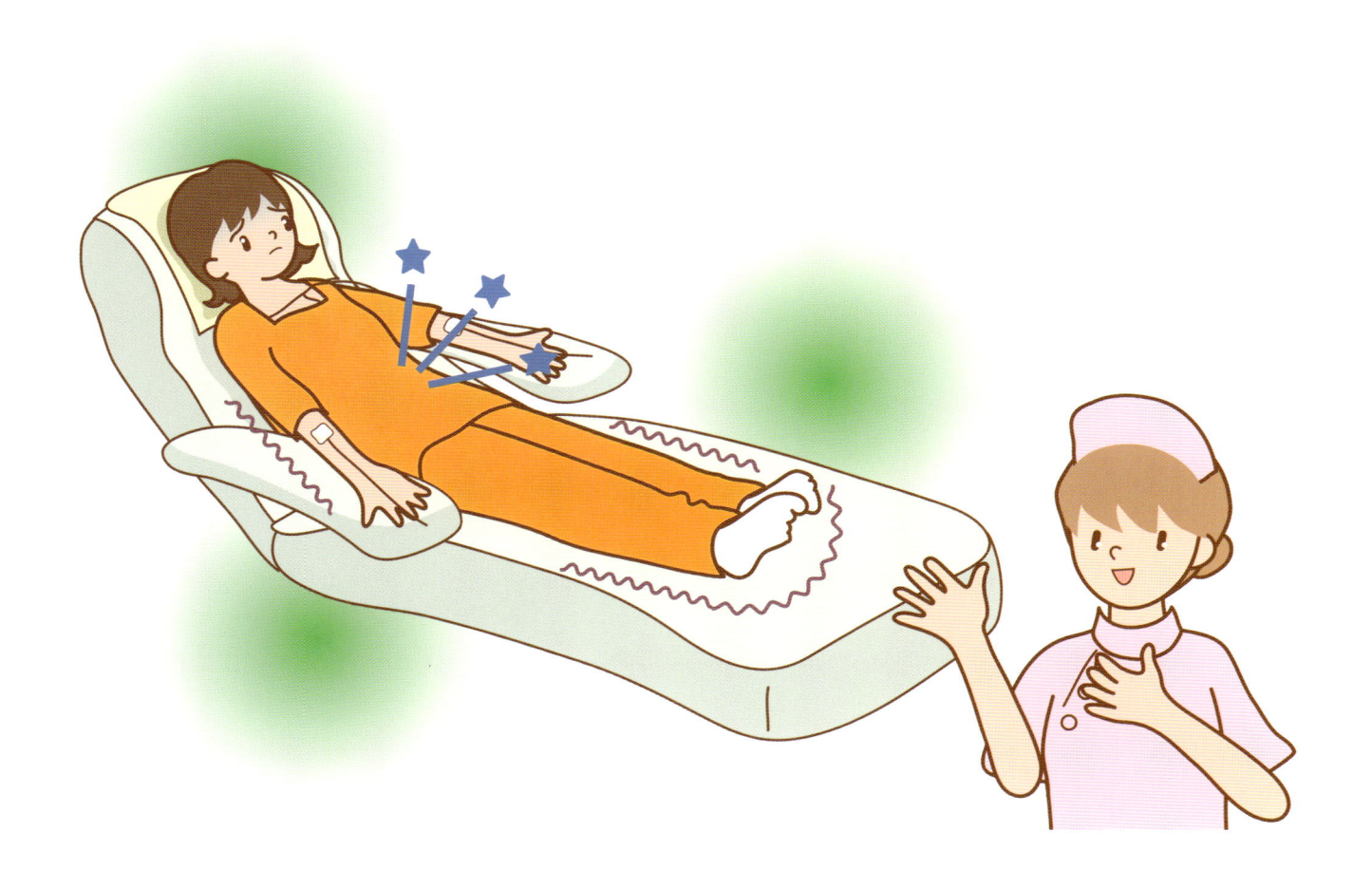

　フェレーシスのあいだは 両手が つかえないから すこし不自由だ。困ったことがあったら なんでも 頼んでいいんだよ。

# フェレーシスの次の日にやること

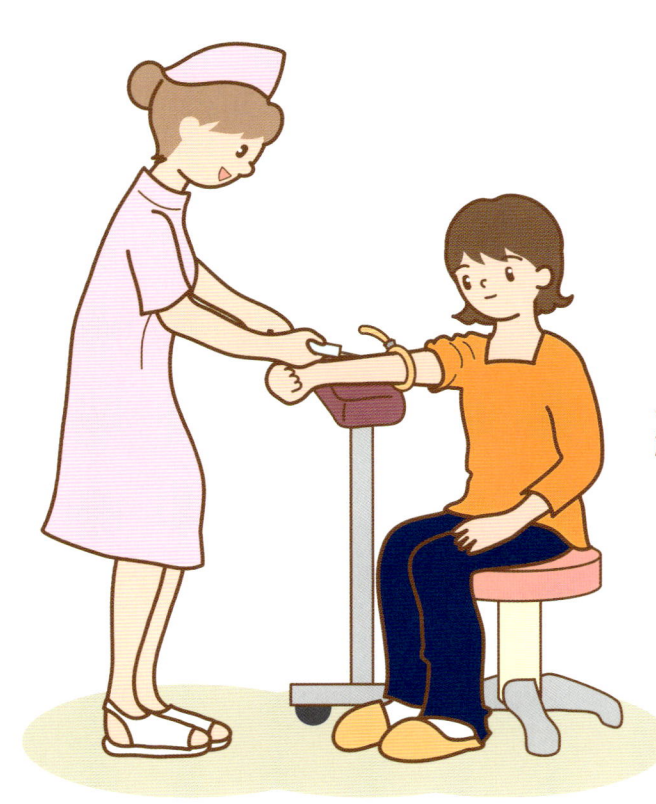

次の日は 血液検査と おなかの超音波検査がある。

先生の しんさつもあるよ。

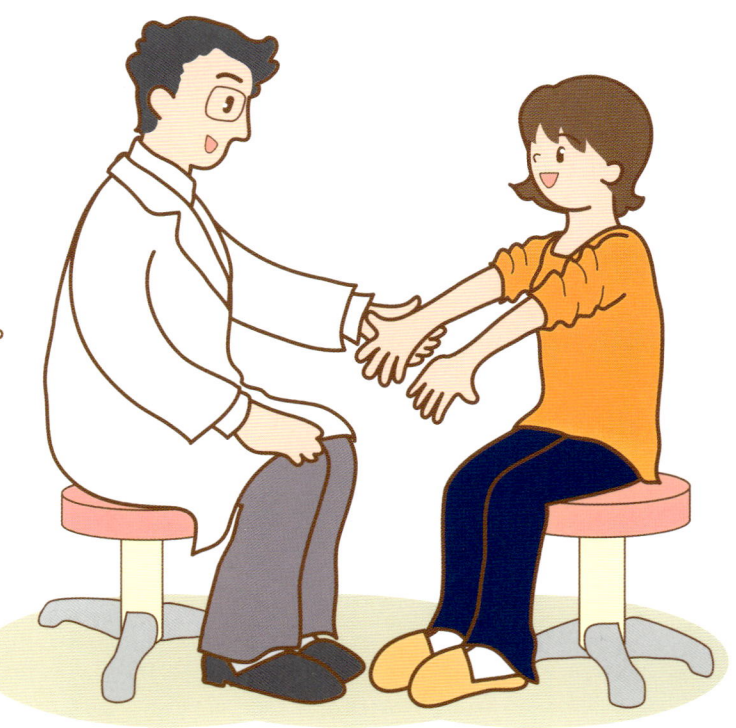

# 検査で かわりがなければ 退院だ

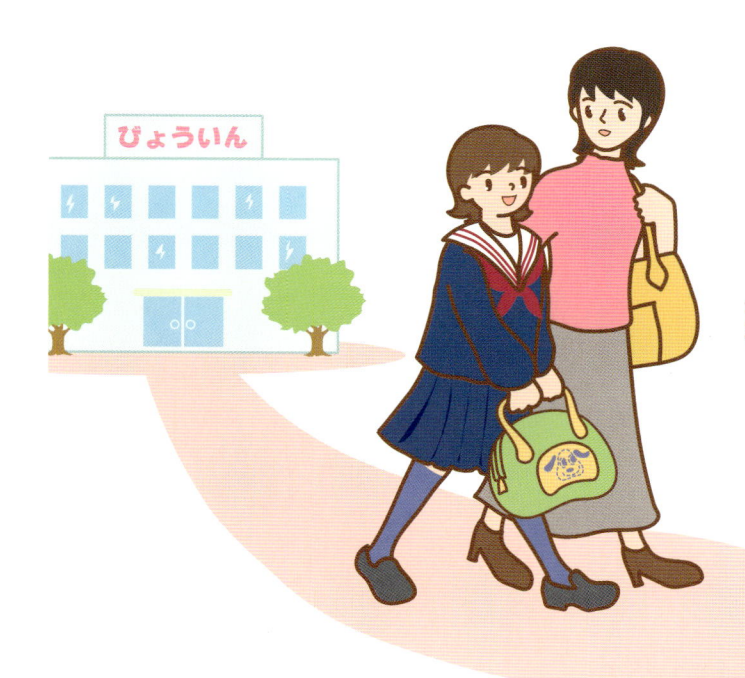

もちろん 退院した 次の日から 学校に 行っていいんだよ。

退院したあと 白血球の数が もとどおりになったかどうかを みるために 病院へ行く。

そのあとも1年に1回だけ 病院で しんさつと血液検査を する。
G-CSFの注射をしたあと かわりがないか みるためだ。

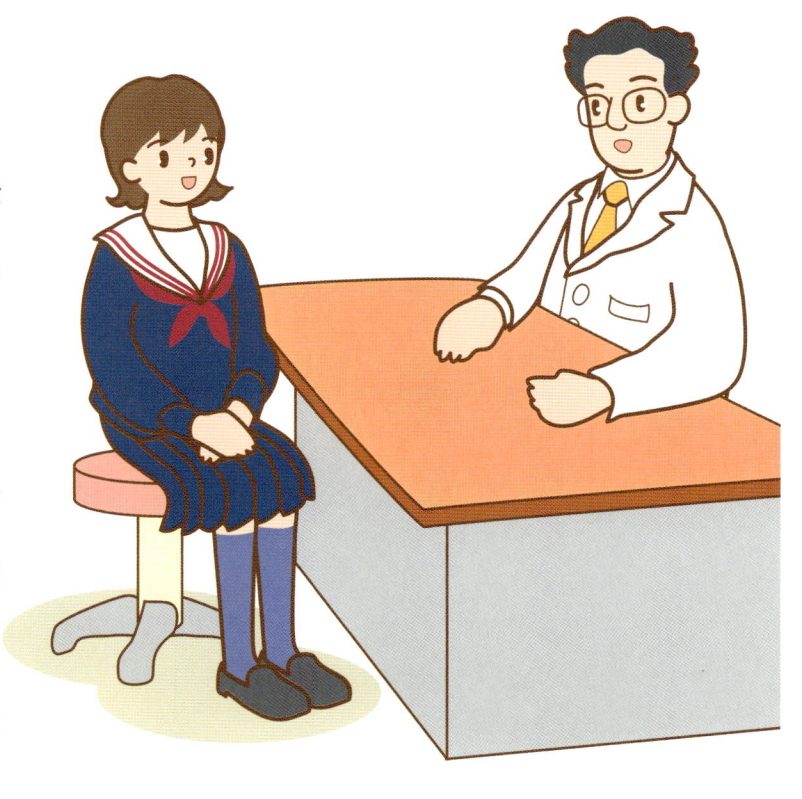

# きみの造血細胞が
# きょうだいの体に はいったよ！

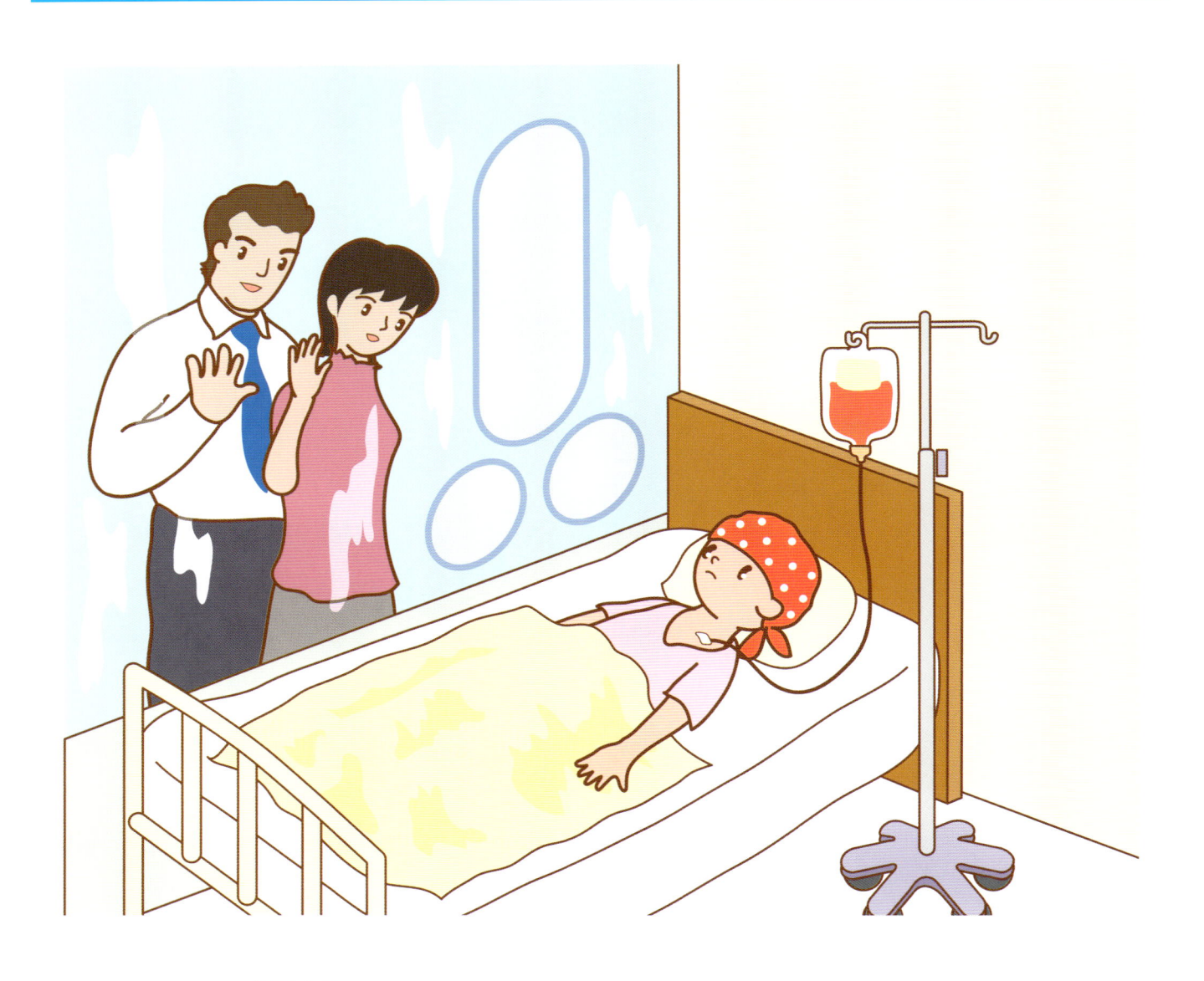

　無菌室で がんばっている きみの きょうだいに きみからとった 造血細胞が どんどん はいって いくよ。

　しっかり ふえるには 10〜20日くらいかかる。 みんなで「がんばれ！」って 応援しよう。

# 造血細胞移植は あげるほうも、もらうほうも、たいへんだ

　ずっと おはなし してきたけど 造血細胞移植は あげるほうも もらうほうも たいへんなんだ。

　きみの造血細胞は 世界中で いちばん ピッタリだったから 最高の 造血細胞移植が できたんだよ。

　きみの きょうだいの 病気を治すために きみにしかできない すごいことを やったんだ。

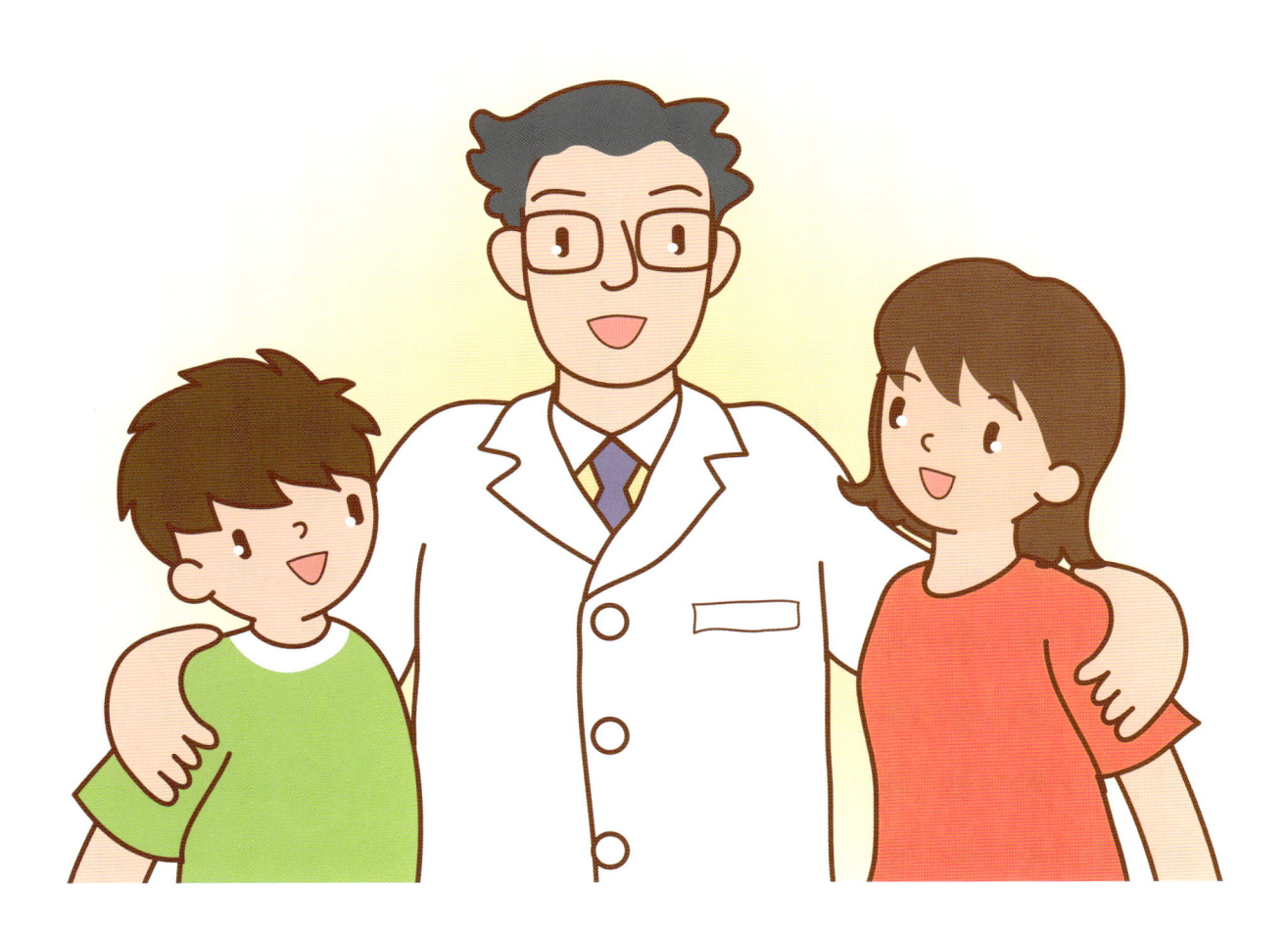

# 造血細胞移植が成功した！

やったー！
かぞく みんなが 元気に もとどおり！
みんな がんばったね！！
次は なにをして あそぼうか？！

付録
クリニカルパス　サンプル

# 同種骨髄移植ドナー：入院前 外来カルテ用クリニカルパス

| ドナー氏名： | 様（男・女） | 歳 | 続柄 | 病歴番号 |
|---|---|---|---|---|
| 移植患者名： | 様（男・女） | 歳 | | 病歴番号 |
| 入院予定日： 月 日（ ） | 退院予定日： 月 日（ ） | | | |

| 予定 | 移 植 前 健 康 診 断 |
|---|---|
| 日 時 | 月　日（　） |
| 説明事項 | □児が骨髄提供を納得しているかどうか確認<br>□児の疑問（質問）の有無の確認 |
| 診 察 | □理学的所見（問題　○有　○無）<br>□検査項目<br>　1）検尿<br>　2）血算，肝機能，腎機能，電解質，血糖，総蛋白（蛋白分画）<br>　3）CRP, CPK<br>　4）出血・凝固線溶系（出血時間, PT, APTT, Fibrinogen, FDP, D-Dimer, AT-Ⅲ）<br>　5）感染性検査：CMV (IgM&IgG), Adeno, HSV, VZV, EB (EA, EBNA),<br>　　　　　　　　HTLV-1抗体, HIV抗体, HB (HBsAg, HBsAb, HbeAg, HbeAb)<br>　　　　　　　　HCV抗体, 梅毒反応<br>　6）血液型：ABO match 時はminor typeも検索する<br>　　　　　　major mismatch時は抗A，抗B抗体価を測定する<br>　7）胸部レントゲン，心電図<br>　8）肺機能検査<br>　9）HLA確認 |
| 書 類 | □骨髄採取手術同意書（確認）<br>□自己血輸血同意書<br>□HIV検査同意書<br>□手術・麻酔申込書<br>□医事課連絡・病棟入院予約 |
| 投与薬剤 | □鉄剤処方（○有　○無） |
| サイン | |

| 血液型： | 型Rh（＋・－） | 体重 | Kg | 骨髄採取量： | ml |
|---|---|---|---|---|---|
| 血液型： | 型Rh（＋・－） | 体重 | Kg | 総自己血採取量： | ml |

| 健康診断確認 | 自己血保存1 | 自己血保存2 | 退院後健康診断 |
|---|---|---|---|
| 月　日（　） | 月　日（　） | 月　日（　） | 月　日（　） |
| | □採取量　　　ml<br>□バリアンスの有無 | □採取量　　　ml<br>□バリアンスの有無 | □QOLの確認<br>□愁訴の有無の確認<br>□理学的所見（問題　○有　○無） |
| □検査結果<br>　適格・不適格 | □検査項目<br>　血算<br>　　（Hb　g/dl） | □検査項目<br>　血算<br>　　（Hb　g/dl） | □検査項目<br>1）検尿<br>2）血算，肝機能，腎機能，電解質，血糖，総蛋白（蛋白分画）<br>3）CRP, CPK<br>4）出血・凝固線溶系（出血時間，PT, APTT, Fibrinogen, FDP, D-Dimer, AT-Ⅲ） |
| 入院時・入院中は入院用クリニカルパスを参照<br>入院時に書類の確認<br>手術日の術衣は病院が準備する<br>ドナーが準備するものはドナー用クリニカルパス参照 | | | |
| | | | |

# 同種骨髄移植ドナー：入院前 ドナー本人外来用クリニカルパス

| ドナー氏名： | 様（男・女） 歳 続柄 病歴番号 |
|---|---|
| 移植患者名： | 様（男・女） 歳 病歴番号 |
| 入院予定日： | 月　日（　） 退院予定日： 月　日（　） |

| 予　定 | 移　植　前　健　康　診　断 |
|---|---|
| 日　時 | 月　日（　） |
| 説明事項 | 担当医が骨髄移植について確認します．質問があったらして下さい |
| 診察と検査 | 診察と検査を行います |
| | 検査項目<br>1）検尿<br>2）血算，肝機能，腎機能，電解質，血糖，総蛋白（蛋白分画）<br>3）CRP, CPK<br>4）出血・凝固線溶系<br>5）感染性検査：肝炎ウィルス, HIV, HTLV-1, 梅毒など<br>6）血液型<br>7）胸部レントゲン，心電図<br>8）肺機能検査 |
| 書　類 | □骨髄採取手術同意書（確認）<br>□自己血輸血同意書<br>□HIV検査同意書<br>□手術・麻酔申込書<br>□医事課連絡・病棟入院予約 |
| 投与薬剤 | □鉄剤処方（○有　○無） |
| サイン | |

| | | | |
|---|---|---|---|
| 血液型： 型Rh（＋・－） 体重 Kg | | | 骨髄採取量： ml |
| 血液型： 型Rh（＋・－） 体重 Kg | | | 総自己血採取量： ml |

| 自己血保存1 | 自己血保存2 | 入院時 | 退院後健康診断 |
|---|---|---|---|
| 月　日（　） | 月　日（　） | 月　日（　） | 月　日（　） |
| 点滴を2本入れて自己血を採取します<br>○採取予定量　ml | 点滴を2本入れて自己血を採取します<br>○採取量予定　ml | | 担当医が退院後の健康診断を行います。困っていることがあったら相談して下さい |
| 診察と検査を行います | 診察と検査を行います | 診察と検査を行います | 診察と検査を行います |
| 検査項目<br>　血算<br>　　（Hb　g/dl） | 検査項目<br>　血算<br>　　（Hb　g/dl） | 検査項目<br>　血液・尿検査<br>　胸部レントゲン<br>　心電図 | 検査項目<br>　1）検尿<br>　2）血算，肝機能，腎機能，電解質，血糖，総蛋白（蛋白分画）<br>　3）CRP，CPK<br>　4）出血・凝固線溶系 |
| 入院時に持ってくるもの<br>　1．洗面道具<br>　2．T字帯または，ゆるめのパンツ<br>　3．寝衣と手術の時に着るものは病院が準備します<br>　4．手術・麻酔同意書 | | | |

# 同種末梢血幹細胞移植ドナー：入院前 外来カルテ用クリニカルパス

| ドナー氏名： | 様（男・女） | 歳 | 続柄 | 病歴番号 |
|---|---|---|---|---|
| 移植患者名： | 様（男・女） | 歳 | | 病歴番号 |
| 入院予定日： | 月　日（　） | 退院予定日： | 月　日（　） | |

| 予　定 | 移　植　前　健　康　診　断 |
|---|---|
| 日　時 | 月　日（　） |
| 説明事項 | □患児が骨髄提供を納得しているかどうか確認<br>□患児の疑問（質問）の有無の確認 |
| 診　察 | □理学的所見（問題　○有　○無）<br>□検査項目<br>　1）検尿<br>　2）血算，肝機能，腎機能，電解質，血糖，総蛋白（蛋白分画）<br>　3）CRP, CPK<br>　4）出血・凝固線溶系（出血時間, PT, APTT, Fibrinogen, FDP, D-Dimer, AT-Ⅲ）<br>　5）感染性検査：CMV（IgM&IgG）, Adeno, HSV, VZV, EB（EA, EBNA），<br>　　　HTLV-1抗体, HIV抗体, HB（HBsAg, HBsAb, HbeAg, HbeAb）<br>　　　HCV抗体, 梅毒反応<br>　6）血液型：ABO match 時はminor typeも検索する<br>　　　　　　major mismatch時は抗A, 抗B抗体価を測定する<br>　7）胸部レントゲン，心電図<br>　8）HLA確認 |
| 書　類 | □末梢血幹細胞採取同意書（確認）<br>□HIV検査同意書<br>□医事課連絡・病棟入院予約 |
| 投与薬剤 | □（○有　○無） |
| サイン | |

| 血液型： | 型Rh（＋・－） | 体重 | Kg | 総フェレーシス回数： | 回 |
| 血液型： | 型Rh（＋・－） | 体重 | Kg | | |

| 健康診断確認<br>入院時 | 退院後健康診断 | 1年後 健康診断予定日 |
|---|---|---|
| 月　日（　） <br> 月　日（　） | 月　日（　） | 月　日（　） |
| | □QOLの確認 <br> □愁訴の有無の確認 | □QOLの確認 <br> □愁訴の有無の確認 |
| | □理学的所見（問題　○有　○無） | □理学的所見 |
| □検査結果 <br> 　適合・不適合 | □検査項目 <br> 1）検尿 <br> 2）血算，肝機能，腎機能，電解質，血糖，総蛋白（蛋白分画） <br> 3）CRP, CPK <br> 4）出血・凝固線溶系（出血時間, PT, APTT, Fibrinogen, FDP, D-Dimer, AT-Ⅲ） | □検査項目 <br> 1）血算 |
| 入院時・入院中は入院用クリニカルパスを参照 <br> 入院時に書類の確認 <br> ドナーが準備するものはドナー用クリニカルパスを参照 | | |

# 同種末梢血幹細胞移植ドナー：入院前 ドナー本人 外来カルテ用クリニカルパス

| ドナー氏名： | 様（男・女） | 歳 | 続柄 | 病歴番号 |
|---|---|---|---|---|
| 移植患者名： | 様（男・女） | 歳 | | 病歴番号 |
| 入院予定日： | 月　日（　） | 退院予定日： | 月　日（　） | |

| 予　定 | 移 植 前 健 康 診 断 |
|---|---|
| 日　時 | 月　日（　） |
| 説明事項 | ☐担当医が末梢血幹細胞移植について確認します。質問があったらして下さい |
| 診　察 | ☐診察と検査を行います<br><br>☐検査項目<br>1）検尿<br>2）血算，肝機能，腎機能，電解質，血糖，総蛋白（蛋白分画）<br>3）CRP, CPK<br>4）出血・凝固線溶系（出血時間, PT, APTT, Fibrinogen, FDP, D-Dimer, AT-Ⅲ）<br>5）感染性検査：CMV（IgM&IgG）, Adeno, HSV, VZV, EB（EA, EBNA），<br>　　HTLV-1抗体, HIV抗体, HB（HBsAg, HBsAb, HbeAg, HbeAb）<br>　　HCV抗体, 梅毒反応<br>6）血液型：ABO match 時はminor typeも検索する<br>　　　　　major mismatch時は抗A,抗B抗体価を測定する<br>7）胸部レントゲン、心電図<br>8）HLA確認 |
| 書　類 | ☐末梢血幹細胞採取同意書（確認）<br>☐HIV検査同意書<br>☐医事課連絡・病棟入院予約 |
| 投与薬剤 | ☐（○有　○無） |
| サイン | |

| 血液型： 型Rh（＋・−） 体重 Kg | 総フェレーシス回数： 回 |
|---|---|
| 血液型： 型Rh（＋・−） 体重 Kg | |

| 健康診断確認 | 入 院 時 | 退院後 健康診断予定日 | 1年後 健康診断予定日 |
|---|---|---|---|
| 月 日（ ） | 月 日（ ） | 月 日（ ） | 月 日（ ） |
| □検査結果について説明します | | □QOLの確認<br>□愁訴の有無の確認 | □QOLの確認<br>□愁訴の有無の確認 |
| | 診察と検査を行います | □理学的所見（問題 ○有 ○無） | □理学的所見 |
| | | □検査項目<br>1）検尿<br>2）血算，肝機能，腎機能，電解質，血糖，総蛋白（蛋白分画）<br>3）CRP, CPK<br>4）出血・凝固線溶系（出血時間, PT, APTT, Fibrinogen, FDP, D-Dimer, AT-Ⅲ） | □検査項目<br>1）血算 |
| 入院時・入院中は入院用クリニカルパスを参照<br>入院時に書類の確認<br>ドナーが準備するものはドナー用クリニカルパスを参照 | | | |

## 同種骨髄移植ドナー用：入院時　主治医・病棟用クリニカルパス

| ドナー氏名 | 様（男・女）　　歳 |
|---|---|
| 病棟 | 病歴番号： |

| 日　程 | 入　院　日 | |
|---|---|---|
| 日　時 | 　　　　　　月　　　日（　　） | |
| 院内説明 | □ドナー様用パスの説明（主治医＆看護師）<br>□病棟オリエンテーション（看護師） | |
| 手術の説明 | □骨髄採取の説明（主治医）<br>□術前オリエンテーション（看護師） | |
| 診察・治療 | □主治医診察 | |
| 処置・検査 | □手術・検査の説明<br>□投薬（鉄剤，その他）<br>□検査（血算，肝機能，腎機能）<br>　　（心電図，自己血交差試験用血液）<br>　　（胸部写真） | |
| 書類確認<br>（主治医） | □骨髄採取手術同意書（両親or代諾者）<br>□自己血輸血同意書（両親or代諾者） | |
| 観　察<br>（看護師） | □バイタルサイン<br>　○身長　○体重　○体温　○呼吸<br>　○脈拍　○血圧　○心理・全身状態<br><br>□入院時の問題点（本人，家族）○有　○無 | |
| 食　事<br>（看護師） | □入院時（常食） | |
| 安静度<br>（看護師） | □入院時　フリー | |
| 清　潔<br>（看護師） | □入浴可<br>□必要時に除毛クリーム | |
| 排　泄 | | |
| 指示簿記入 | □明日　　時　　分までに手術室到着 | |
| 退院関連 | | |
| サイン | | |

入院日： 月 日（  ）〜 退院日： 月 日（  ）
入院予定期間：4日間（   日間）

| 手術日<br>月 日（  ） | 手術後1日目<br>月 日（  ） | 手術後2日目<br>月 日（  ） | 退院日（術後2or3日目）<br>月 日（  ） |
|---|---|---|---|
| □　時　分までに手術室到着 | | | |
| □主治医診察　□麻酔医指示の投薬<br>□点滴指示（ST3 等）<br>□抗生物質静注指示（CEZ 等）<br>□酸素吸入（帰室後　時間）<br>□術後疼痛時指示（ロキソニン，ソセゴン等）<br>□術後発熱時指示（カロナール等） | □主治医診察<br>□検査（血算，肝機能，腎機能，CK）<br>□ガーゼ交換<br>□点滴中止<br>□抗生物質内服指示 | □主治医診察<br>□ガーゼ交換 | □主治医診察<br>□投薬<br>　解熱鎮痛剤，<br>　イソジンゲル，<br>　ハンザポア　他<br>□ガーゼ交換 |
| □バイタルサイン<br>　（□帰室後 □1時間後 □2時間後 □4時間後）<br>　○覚醒状態 ○創部痛 ○出血 ○呼吸（SAT）<br>　○嘔気・嘔吐 ○排ガス ○腸蠕動音<br>　○咽頭痛　○尿量（フォーレ抜去まで）<br>　○排尿時痛（フォーレ抜去後）○歯の動揺 | □バイタルサイン<br>　（3検）<br>□出血<br>□疼痛<br><br>○他の自覚症状の有無 | □バイタルサイン<br>　（2検）<br>□出血<br>□疼痛 | □バイタルサイン<br>　（1検）<br>□出血<br>□疼痛<br><br>転帰：不変 ○その他 |
| □朝食・昼食禁食 □診察後，午後のおやつ可<br>□夕食開始（常食） | | | |
| □手術日　ベッド上<br>□可能なら歩行可　○歩行状態チェック | □フリー | □フリー | □フリー |
| | □清拭 | □清拭 | |
| □フォーレ抜去（可能なら夕方） | | | |
| | | □退院指示<br>□退院処方 | □再診日指示<br>□退院時指導（看護師） |

# 同種骨髄移植ドナー用：入院時　ドナー本人および家族用クリニカルパス

| ドナー氏名 | 様（男・女）　　歳 |
|---|---|
| 病棟 | 病歴番号： |

| 日　程 | 入　院　日 |
|---|---|
| 日　時 | 月　　日（　） |
| 院内の説明 | □ドナー様用パスの説明（主治医＆看護師）<br>□病棟を説明します（看護師）<br>□診療担当者を紹介します（医師＆看護師） |
| 手術の説明 | □骨髄採取の説明をします（主治医）<br>□麻酔担当医を紹介，診察があります |
| 診察・治療 | □主治医の診察があります |
| 処置・検査 | □手術・検査の説明をします<br>□必要により飲み薬が出ます<br>□検査を行ないます（血算,肝機能,腎機能,検尿,心電図,自己血交差試験用血液,胸部写真） |
| 書類の提出 | □骨髄採取手術同意書をいただきます<br>□自己血輸血同意書をいただきます |
| 健康状態の観察 | □バイタルサインのチェックを行います<br>　○身長　○体重　○体温　○呼吸<br>　○脈拍　○血圧　○心理・全身状態<br>などを中心に見ます |
| 食事の予定 | □ふつう食で御準備します<br>　他の希望があればお申し付け下さい |
| 安静度 | □制限はありません |
| 入浴・清拭 | □入浴できます<br>　必要時に除毛クリームを使います |
| 排泄関連 | |
| 退院関連 | |
| その他 | |

入院日： 月 日（ 　 ）〜 退院日： 月 日（ 　 ）
入院予定期間：4日間（ 　　 日間）

| 手　術　日<br>月　日（ 　 ） | 手術後1日目<br>月　日（ 　 ） | 手術後2日目<br>月　日（ 　 ） | 退院日（術後2 or 3日目）<br>月　日（ 　 ） |
|---|---|---|---|
| 痛みなどの症状があれば担当者にすぐに言ってください<br>□手術室でフォーレカテーテルを入れます | 痛みなどの症状があれば担当者にすぐに言ってください | | 退院時の指導と注意事項<br>1）入浴は針を刺したところが乾燥するまでシャワーにして下さい<br>2）お渡しするイソジンゲルで消毒して下さい<br>3）痛み止めをお渡ししますので痛むときに使って下さい<br>4）何かあったら病棟に電話して下さい |
| □主治医の診察があります<br>□明日まで点滴があります<br>□抗生物質の点滴注射があります<br>□部屋に戻った後3時間くらい酸素を吸入します<br>□痛みや発熱がある時は御希望により薬を使います | □主治医診察あり<br>□血液検査あり<br>□ガーゼ交換あり<br>□点滴は朝で中止<br>□抗生物質の内服を行います | □主治医診察<br>□ガーゼ交換を行います | □主治医診察あり<br>□ガーゼ交換あり |
| □バイタルサインのチェックを行います<br>　○覚醒状態 ○疼痛 ○出血 ○呼吸<br>　○嘔気・嘔吐 ○排ガス ○腸蠕動音<br>　○尿量（フォーレ抜去まで）<br>などを中心に見ます | □バイタルサインを見ます<br>□困ったことがあれば言って下さい | □バイタルサインを見ます<br>□困ったことがあれば言って下さい | |
| □朝食・昼食は食べられません<br>□夕食からお食事を開始します | | | |
| □手術後はベッド上で安静にして下さい<br>□可能なら歩行は許可します | □制限はありません | □制限はありません | □制限はありません<br>□しばらくは静かに生活して下さい |
| | □清拭します | □清拭します | |
| □フォーレカテーテルは可能なら夕方抜去 | | | |
| | | 退院の3週間後くらいに健康診断を行いますので都合の良い日を決めて下さい | |

## 同種末梢血幹細胞移植ドナー用：入院時　主治医・病棟用クリニカルパス

ドナー氏名　　　　　　　様（男・女）　　歳
病棟　　　　　病歴番号：

| 日程 | 入院日 | 入院第2日 | 入院第3日 | |
|---|---|---|---|---|
| 日時 | 月　日（　） | 月　日（　） | 月　日（　） | |
| 院内説明 | □ドナー用パスの説明（主治医＆看護師）<br>□病棟オリエンテーション（看護師） | | | |
| 手技の説明 | □末梢血幹細胞採取の説明（主治医）<br>□医療体制：担当医，看護師，検査技師 | | | |
| 診察・治療 | □主治医診察<br>□G-CSF皮内テスト<br>□G-CSF投与開始　○第1回　○第2回 | □主治医診察<br>G-CSF○第3回<br>　　　○第4回 | □主治医診察<br>G-CSF○第5回<br>　　　○第6回 | |
| 処置・検査 | □投薬（鎮痛解熱剤，胃粘膜保護剤）<br>□検査（血算，凝固系，肝機能，腎機能）<br>　　　（心電図，尿一般，CD34）<br>　　　（胸部写真，心エコー，腹部エコー） | □検査<br>（血算，肝機能，<br>　腎機能）<br>□CD34 | □検査<br>（血算，肝機能，<br>　腎機能）<br>□CD34 | |
| アフェレーシス | | | | |
| 書類確認（主治医） | □末梢血幹細胞採取同意書（両親or代諾者） | | | |
| 観察<br>（看護師） | □バイタルサイン<br>　○身長　○体重　○体温　○呼吸<br>　○脈拍　○血圧　○心理・全身状態<br><br>□入院時の問題点（本人，家族）○有○無 | □バイタルサイン<br>（3検）<br>　○発熱　○骨痛<br>　○他の自覚症状 | □バイタルサイン<br>（3検）<br>　○発熱　○骨痛<br>　○他の自覚症状 | |
| 食事<br>安静度/入浴 | □入院時（常食）<br>□フリー　□入浴可 | （常食）<br>フリー／入浴可 | （常食）<br>フリー／入浴可 | |
| 指示簿記入 | | | | |
| 退院関連 | | | | |
| サイン | | | | |

入院日： 月 日（ ）〜 退院日： 月 日（ ）
入院予定期間：7日間（　　日間）

| 入院第4日 | 入院第5日 | 入院第6日 | 退院日（入院第7日目） |
| --- | --- | --- | --- |
| 月　日（　） | 月　日（　） | 月　日（　） | 月　日（　） |
|  |  |  |  |
|  |  |  |  |
| □主治医診察<br>　G-CSF○第7回<br>　　　　○第8回 | □主治医診察<br>　G-CSF○第9回<br>　　　　○第10回 | □主治医診察 | □主治医診察 |
| □検査<br>（血算，肝機能，<br>　腎機能）<br>□CD34<br>□腹部エコー | □検査<br>（血算，肝機能，腎機能）<br>□CD34 | □検査<br>（血算，肝機能，腎機能）<br>□CD34 | □投薬（解熱鎮痛剤，<br>　　　　胃粘膜保護剤　他）<br>□検査<br>（血算，凝固系，肝機能，腎機能，<br>　心電図，尿一般，腹部エコー） |
|  | □第1回アフェレーシス：<br>　アクセスラインの確保<br>□カルチコール補充<br>□心電図モニター | □第2回アフェレーシス：<br>　アクセスラインの確保<br>□カルチコール補充<br>□心電図モニター |  |
| □バイタルサイン<br>（3検）<br>○発熱　○骨痛<br>○他の自覚症状 | □バイタルサイン<br>（3検）<br>○発熱　○骨痛<br>○他の自覚症状 | □バイタルサイン<br>（3検）<br>○発熱　○骨痛<br>○他の自覚症状 | □バイタルサイン<br>（1検）<br>○発熱　○骨痛<br>○他の自覚症状<br>転帰：不変　○その他 |
| （常食）<br>フリー／入浴可 | （常食）<br>フリー／入浴可 | （常食）<br>フリー／入浴可 |  |
|  |  |  | □再診日指示<br>□退院時指導（看護師） |
|  |  |  |  |

## 同種末梢血幹細胞移植ドナー用：入院時　ドナー本人および家族用クリニカルパス

| ドナー氏名 | 様（男・女）　　歳 |
|---|---|
| 病棟 | 病歴番号： |

| 日程 | 入院日 | 入院第2日 | 入院第3日 |
|---|---|---|---|
| 日時 | 月　日（　） | 月　日（　） | 月　日（　） |
| 院内説明 | □ドナー用パスの説明（主治医＆看護師）<br>□病棟を説明します（看護師） | 痛みなどの症状があれば担当者にすぐに言ってください | |
| 手技の説明 | □末梢血幹細胞採取の説明をします<br>□医療チーム紹介：担当医,看護師,検査技師 | | |
| 診察・治療 | □主治医の診察があります<br>□G-CSFの皮内テストを行います<br>□G-CSFの投与開始　○第1回　○第2回 | □主治医診察<br>　G-CSF○第3回<br>　○第4回 | □主治医診察<br>　G-CSF○第5回<br>　○第6回 |
| 処置・検査 | □副反応を予防する薬（鎮痛解熱剤，胃粘膜保護剤など）がでます<br>□検査を行ないます（血算，凝固系，肝機能，腎機能，心電図，検尿，胸部写真，心エコー，腹部エコー） | □検査<br>　（血算，肝機能，腎機能）<br>□CD34 | □検査<br>　（血算，肝機能，腎機能）<br>□CD34 |
| アフェレーシス | | | |
| 書類の提出 | □末梢血幹細胞採取同意書（両親or代諾者） | | |
| 健康状態の観察 | □バイタルサインのチェックを行います<br>　○身長　○体重　○体温　○呼吸<br>　○脈拍　○血圧　○心理・全身状態<br>などを中心に見ます | □バイタルサインを見ます<br>□自覚症状は，担当者に言って下さい | □バイタルサインを見ます<br>□自覚症状は，担当者に言って下さい |
| 食事<br>安静度/入浴 | □ふつう食で御準備します<br>□病院内の行動は自由で入浴もOKです | （常食）<br>フリー／入浴可 | （常食）<br>フリー／入浴可 |
| 指示簿記入 | | | |
| 退院関連 | | | |

入院日： 月 日（　）～ 退院日： 月 日（　）
入院予定期間：7日間（　　日間）

| 入院第4日 | 入院第5日 | 入院第6日 | 退院日（入院第7日目） |
| 月　日（　） | 月　日（　） | 月　日（　） | 月　日（　） |
|---|---|---|---|
| | | | |
| □主治医診察<br>G-CSF○第7回<br>　　　○第8回 | □主治医診察<br>G-CSF○第9回<br>　　　○第10回 | □主治医診察 | □主治医診察 |
| □検査<br>（血算，肝機能，<br>腎機能）<br>□CD34<br>□腹部エコー | □検査<br>（血算，肝機能，腎機能）<br>□CD34 | □検査<br>（血算，肝機能，腎機能）<br>□CD34 | □投薬（解熱鎮痛剤，<br>　　　　胃粘膜保護剤　他）<br>□検査<br>（血算，凝固系，肝機能，腎機能，<br>心電図，尿一般，腹部エコー） |
| | □第1回アフェレーシス | □第2回アフェレーシス：<br>アクセスラインの確保<br>□カルチコール補充<br>□心電図モニター | |
| □バイタルサイン<br>を見ます<br>□自覚症状は，<br>担当者に言って<br>下さい | □バイタルサインを<br>見ます<br>□自覚症状がありました<br>ら，担当者に言って下<br>さい | □バイタルサインを<br>見ます<br>□自覚症状がありました<br>ら，担当者に言って下<br>さい | □バイタルサイン<br>（1検）<br>○発熱　○骨痛<br>○他の自覚症状<br>転帰：不変　○その他 |
| （常食）<br>フリー／入浴可 | （常食）<br>フリー／入浴可 | （常食）<br>フリー／入浴可 | |
| | | | □再診日指示<br>□退院時指導（看護師） |

**著者紹介**

渡辺　新（わたなべ　あらた）

1954年5月30日　横浜市で出生
1973年3月　　　栄光学園高校卒業
1981年3月　　　秋田大学医学部卒業、秋田大学医学部小児科入局
以後小児血液・悪性腫瘍を専門とし、1998年4月より秋田市の中通（なかどおり）総合病院小児科勤務。造血幹細胞移植を含む総合診療を行っている。
小児癌・白血病研究グループ研究責任者、骨髄移植推進財団地区調整医師、日本ベラルーシ友好協会監事などを務めている。

---

インフォームド アセント
こどもと造血細胞移植　　　　　　　　　© 2005

定価（本体3,000円＋税）

2005年6月27日　1版1刷

著　者　渡　辺　　新
発行者　株式会社　南　山　堂
　　　　代表者　鈴　木　肇

〒113-0034　東京都文京区湯島4丁目1-11
Tel　編集(03)5689-7850・営業(03)5689-7855
振替口座　00110-5-6338

ISBN4-525-28301-7　　　　　　　　　　Printed in Japan

本書の内容の一部，あるいは全部を無断で複写複製することは（複写機などいかなる方法によっても），法律で認められた場合を除き，著作者および出版社の権利の侵害となりますのでご注意ください．